I0058276

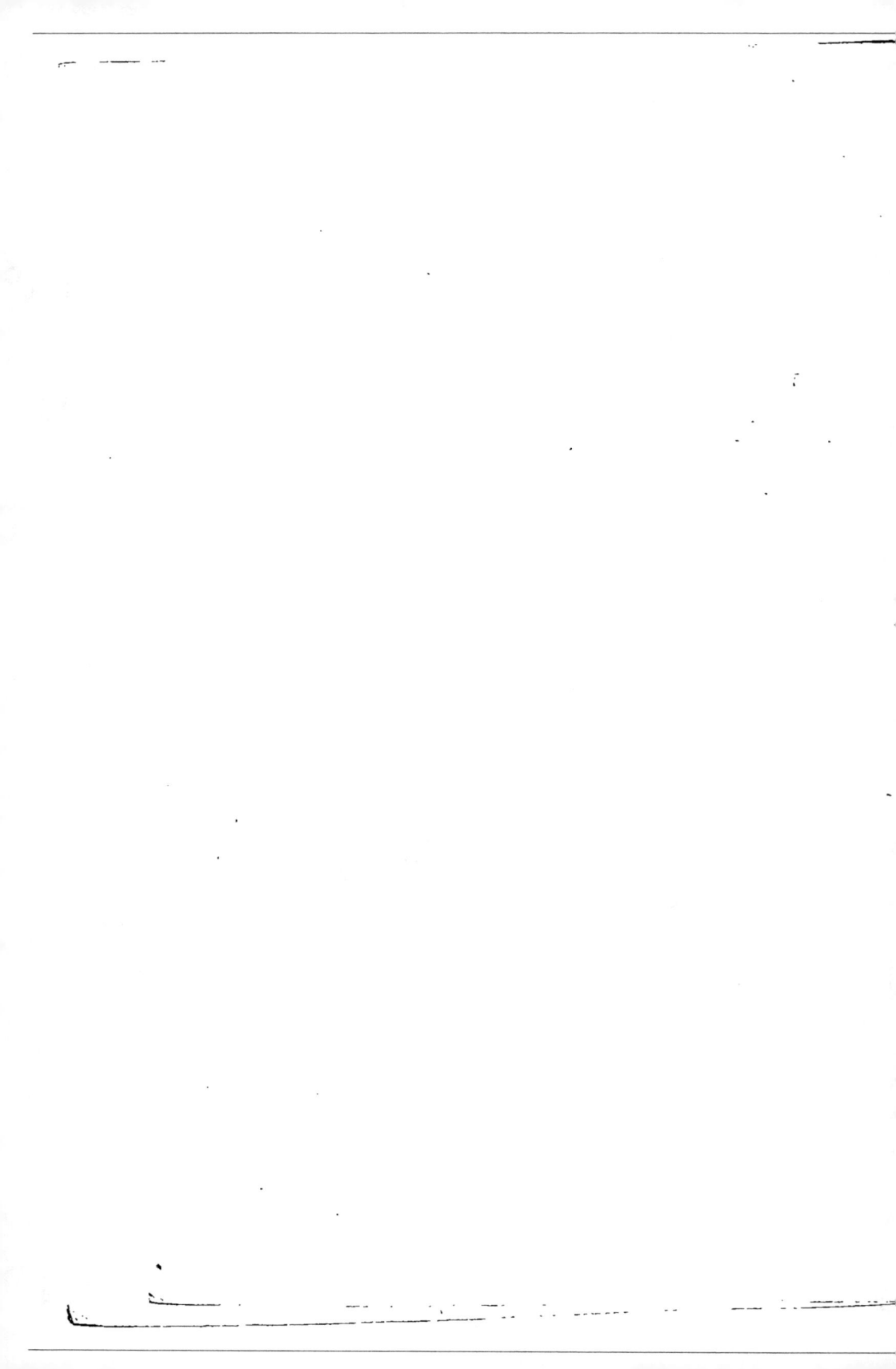

MANUEL DE LA JEUNE MÈRE

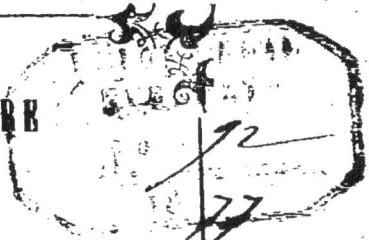

NOTIONS FAMILIÈRES

SUR

L'HYGIÈNE DE LA PREMIÈRE ENFANCE

PAR

LE DOCTEUR BEDOIN

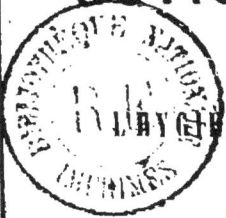

MEMBRE CORRESPONDANT

des Sociétés de Médecine et de Médecine pratique de Paris;

des Sociétés de Médecine de Lyon de Rouen, de Nancy;

de la Société Médicale d'Émulation de Montpellier;

de la Société de Médecine et de Chirurgie de Bordeaux; de la

Société Médico-Chirurgicale de Liége

et de la Société de Médecine d'Anvers

BÉZIERS

IMPRIMERIE RAZIMBAUD ET PERDRAUT

17, Avenue Saint-Pierre, 17

1877

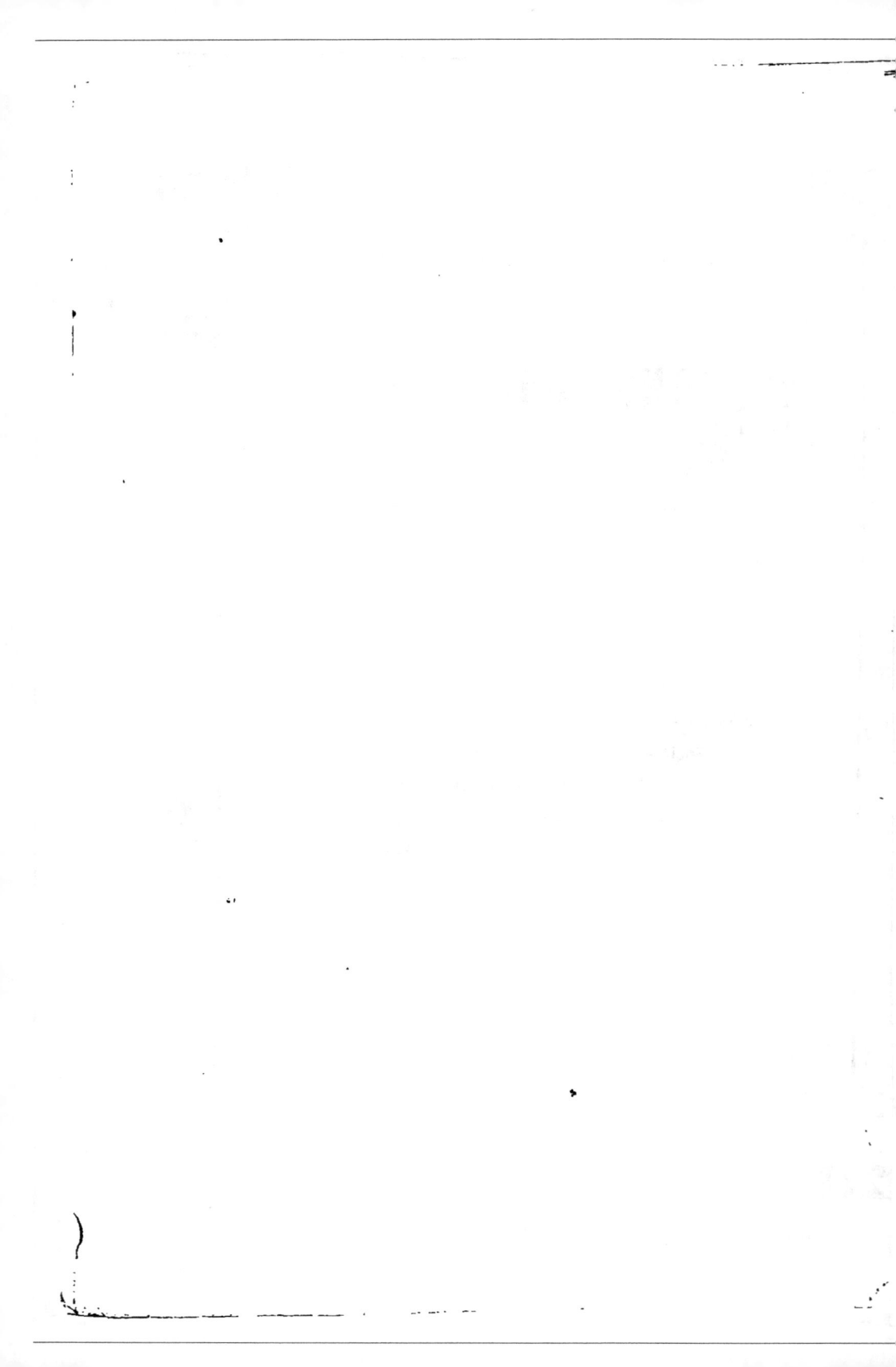

NOTIONS FAMILIÈRES

SUR L'HYGIÈNE

DE LA PREMIÈRE ENFANCE

PAR

LE DOCTEUR BEDOIN

MEMBRE CORRESPONDANT

de la Société de Médecine et de la Société de Médecine.
pratique de Paris,

des Sociétés de Médecine de Lyon, de Rouen, de Nancy,

de la Société Médicale d'Emulation de Montpellier,

de la Société Médico-Chirurgicale de Liége et de la Société
de Médecine d'Anvers

BÉZIERS

IMPRIMERIE RAZIMBAUD ET PERDRAUT

5, Rue du Touat, 5

1877

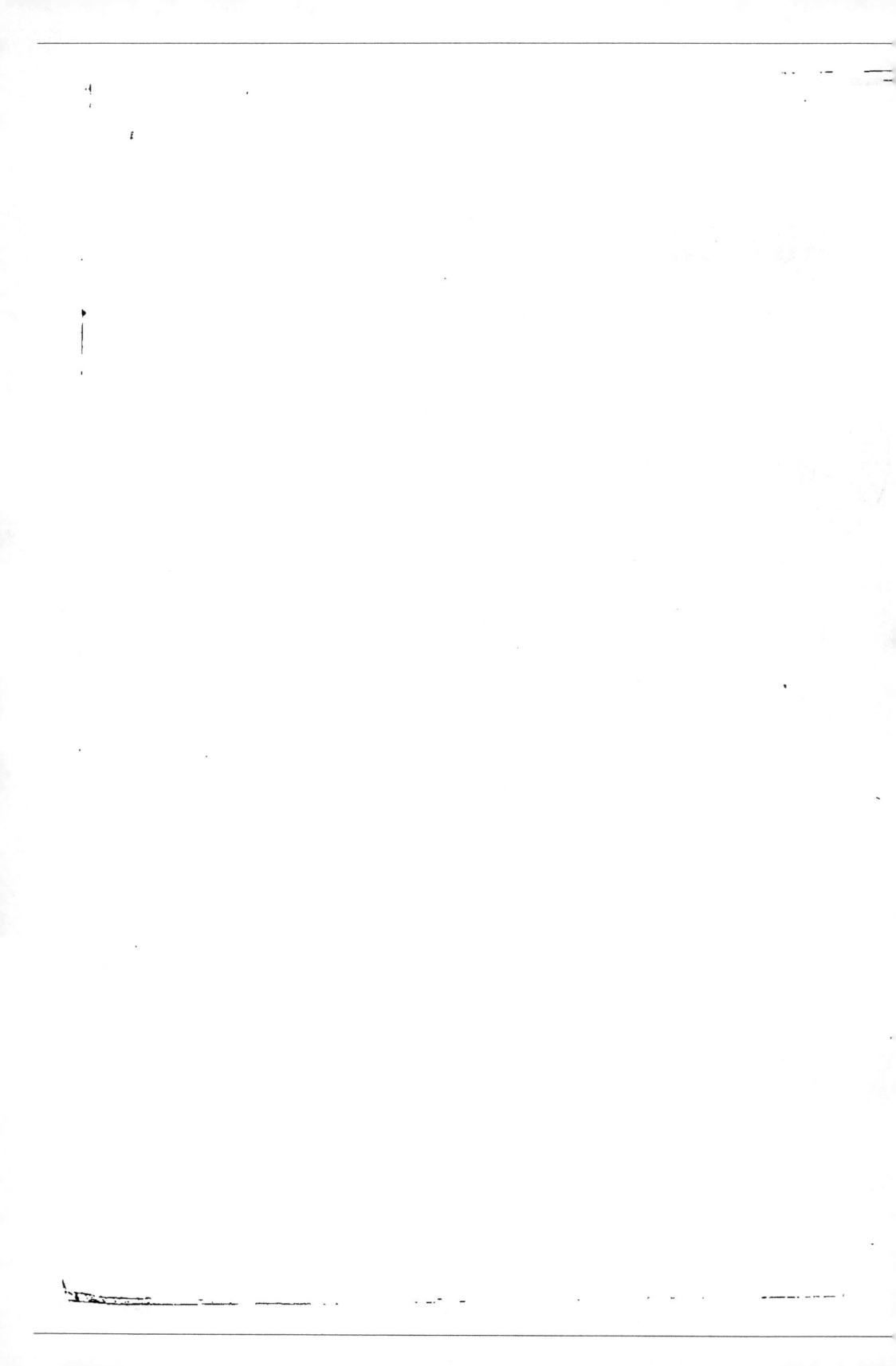

NOTIONS FAMILIÈRES

SUR L'HYGIÈNE

DE LA PREMIÈRE ENFANCE

AVANT-PROPOS

Il est une période de la vie où l'homme ayant acquis la plénitude de son développement, se trouve en mesure de faire face aux diverses nécessités de sa destinée, autant que le lui permettent les imperfections natives ou acquises de sa nature, tant morale que physique : c'est l'âge adulte.

Préparer les différents organes de l'enfant au mode de fonctionnement qui leur est généralement dévolu à cette époque, en tenant un compte suffisant des préceptes de l'hygiene, — tel est l'objet que se propose l'éducation, envisagée au point de vue positif. Elle tire de la physiologie de continuelles et nécessaires données, ainsi que son principe fondamental, qu'on peut formuler ainsi : *Le développement organique de l'être humain s'effectuant d'une manière* PROGRESSIVE *et* RÉGULIÈRE, *l'éducation doit procéder de même, sous peine de contre-sens.*

En effet, bien que les modifications normales de l'économie s'accomplissent, dans l'enfance, d'une façon beaucoup plus rapide qu'à tout autre moment de l'existence, elles se succèdent néanmoins par des transitions ininterrompues et non par de brusques révolutions. C'est donc graduellement qu'il convient de modifier les détails de l'éducation des enfants à mesure qu'ils avancent en âge, afin de ne jamais proposer à l'activité de leurs divers organes rien qui soit au-dessus de leurs moyens actuels.

En résumé, le but de l'éducation des enfants est d'aider la nature à en faire des *hommes* dans l'acception *physiologique* du mot ; la méthode à suivre consiste à préparer progressivement leurs différentes fonctions au mode normal d'activité qu'elles doivent présenter à l'âge adulte.

Décidé à nous borner en ce moment à traiter exclusivement du premier âge, nous nous proposons de formuler ici quelques conseils aux mères et aux nourrices sur l'éducation des nouveaux-nés, considérée sous ce point de vue.

La méthode à adopter pour le plan d'un aperçu élémentaire comme celui-ci n'a pas grande importance ; nous avons trouvé commode de suivre l'ordre chronologique, en prenant le bébé à sa venue au monde (1), et en l'accompagnant jusqu'à la deuxième enfance.

*
* *

Dès que le nouveau-né a é'é isolé de sa mère par la suppression des communications qui l'unissaient à elle (cordon ombilical) on s'occupe de sa *toilette* et de son *premier vêtement,* puis on le transporte dans la chambre qui doit devenir son *habitation* pendant toute la première enfance et où se trouve son *berceau.*

Il s'agit ensuite de commencer à l'*alimenter,* soit qu'il doive être *allaité par sa mère,* par une *nourrice* ou par une *femelle d'animal,* soit qu'il faille recourir à l'*allaitement mixte* ou même à l'*allaitement artificiel* : ici se placent les *conseils d'hygiène à donner aux femmes qui nourrissent.*

(1) A de certains égards, on pourrait faire remonter l'hygiène de la première enfance jusqu'au début, pour ainsi dire, de la gestation. Il y aurait alors lieu de s'occuper des soins et des précautions dont la femme doit s'environner, « dans l'intérêt de son enfant, » pendant la grossesse. Nous préférons laisser ce sujet aux gynécologistes et ne prendre le bébé qu'à sa venue au monde.

Puis vient l'époque du *sevrage,* qu'il faut faire coïncider avec l'époque de la *première dentition,* et après laquelle il convient de s'occuper du *régime alimentaire des petits enfants qui ne têtent plus.*

Dès les premiers mois, il importe de faire *sortir* les bébés et de leur donner de l'*exercice;* plus tard il faudra surveiller leurs *premiers pas.* C'est cette dernière époque qu'on choisit communément pour changer leur *mode de vêtement.*

Pendant toute la durée de la première enfance, les enfants sont sujets à de légères éruptions, *croûtes de lait , gourmes,* etc., qu'on prévient souvent par l'emploi judicieux et régulier des *soins de propreté* et de *bains.*

Au commencement de cette période, généralement après le troisième mois, on a coutume de pratiquer la *vaccination,* opération sans aucune gravité par elle-même et qui est le plus sûr, le seul préservatif efficace de la petite vérole.

Tels sont les divers points que nous nous proposons d'étudier dans le cours de ce manuel familier ; nous le terminerons par quelques réflexions élémentaires sur *l'hygiène des sens,* et sur les questions relatives au *sexe, au tempérament, à la constitution, à l'intelligence, au caractère des enfants du premier âge.*

CHAPITRE PREMIER

Premier Vêtement

Aussitôt sorti du sein maternel, après la ligature et la section du cordon ombilical, le nouveau-né doit être rapidement débarrassé des diverses souillures provenant de l'accouchement : sang, matières fécales, liquide de la poche des eaux, etc. Pour cela, on peut employer une éponge imbibée d'eau savonneuse tiède, au moyen de laquelle on le lavera des pieds à la tête.

D'autres fois, on le plonge dans un bain d'eau tiède (28 à 30°) où il est facile de le lotionner en quelques minutes. Dans certaines familles on se sert, pour ces ablutions, d'eau tiède mélangée de vin ou d'eau-de-vie. Une fois séché avec des linges chauds, il convient de nettoyer le corps de l'enfant de l'espèce d'enduit cérumineux qui le recouvre, et que les moyens précédemment indiqués sont impuissants à enlever. Un tampon de linge imprégné d'huile ou de cérat, avec lequel on pratique quelques frictions sur la peau, suffit communément pour cela. Puis on s'occupe de vêtir le nouveau-né. On commence par lui mettre une petite chemise de toile fine, puis une sorte de camisole ou *brassière*. Ici deux systèmes sont en présence. En France, l'usage a prévalu à peu près partout d'*emmailloter* les enfants. Tout le monde sachant ce que cela veut dire, nous nous abstiendrons de décrire cette pratique. La *méthode anglaise* consiste à passer, par dessus la chemise et la camisole, de longues robes dont l'étoffe doit être choisie suivant la saison et la température. Les bras sont laissés libres ainsi que les membres inférieurs que la robe recouvre et peut envelopper tout-à-fait. L'usage des bas est facultatif.

Dans l'un et l'autre système, on a coutume de couvrir la tête d'une coiffure, d'un petit bonnet de linge. Il est indispensable de veiller à ce que les liens qui le maintiennent ne puissent jamais arriver à comprimer le cou.

Au point de vue de la protection du corps de l'enfant contre l'impression de l'air extérieur, l'emmaillottement présente un luxe de garanties qui ne nous semblent pas indispensables, étant données les conditions dans lesquelles le nouveau-né va se trouver jusqu'à ce qu'il commence à marcher seul. Mais il est une fonction d'une importance capitale dont l'accomplissement plus ou moins parfait est en rapport direct avec le vêtement;

nous voulons parler de la respiration. Eh
bien, le maillot en entrave sérieusement le
jeu.

En effet, tout le monde sait que chez l'a-
dulte et plus encore chez l'enfant, la respiration donne lieu à des mouvements de la
poitrine et du ventre. Pour laisser l'acte
respiratoire s'accomplir intégralement, il
serait donc logique d'éviter l'emploi de vêtements qui, comme le maillot, emprisonnent trop étroitement le corps du nouveau-
né. Cela est si vrai qu'on devrait même se
garder, sous prétexte de fixer le petit pansement appliqué sur le bout du cordon ombilical, d'appliquer sur le ventre des liens cir-
culaires, tels que des bandes, qui y exercent
toujours une certaine pression inoppor-
tune (1). Croit-on sérieusement prévenir par
là la formation de hernies ombilicales, sous
l'influence de cris exagérés, de violents efforts? Nous serions plutôt enclin à penser
le contraire, car le maillot exerçant toujours
une contention plus exacte sur la poitrine
que sur le ventre à cause du support naturel
que lui fournissent les côtes, la respiration
et les phénomènes qui s'y rattachent, tels

(1) Il est clair que nous ne proscrivons pas l'application
d'un pansement approprié sur le nombril, mais bien des ban-
dages qui produisent une constriction • circulaire • presque
inévitable sur l'abdomen.

que les cris, les pleurs, l'éternument, la toux, imposent aux mouvements du ventre, comme compensation de la gêne apportée aux mouvemeuts des côtes, un surcroit d'énergie et d'amplitude au détriment de l'équilibre des organes abdominaux, lesquels tendent ainsi à s'engager par les ouvertures naturelles (1).

Le seul reproche à faire à la méthode anglaise serait de rendre les enfants plus difficiles à manier que le maillot qui, donnant à leur corps plus de cohésion, permet de est prendre pour ainsi dire tout d'une pièce et n'exige pas autant de précautions. Il est vrai que, selon nous, on ne doit guère les prendre que pour leur donner à téter, et qu'alors on les couche dans les bras. Ajoutons que les soins de propreté si essentiels à l'hygiène des bébés ne demandent point autant de temps et de peine avec ce mode de vêtement qu'avec le système en honneur chez nous.

(1) De cette façon se produiraient les hernies abdominales et certaines chûtes du rectum (??)

CHAPITRE II

Habitation

Quelles sont les conditions de *milieu* dans lesquelles il faut placer les enfants à l'intérieur des appartements ?

Il est évident que pour des organismes aussi délicats, aussi prompts à subir les impressions extérieures, pour des êtres dont les voies respiratoires récemment inaugurées en sont encore à l'apprentissage de leurs fonctions, il est évident qu'il y a des précautions spéciales à prendre. Il est bon de choisir une chambre claire, aérée et d'y entretenir une température douce, mais il ne convient pas de pousser les choses à l'extrême et d'exposer les enfants à une lumière trop éclatante, aux courants d'air, pas plus qu'à une chaleur trop forte. Il importe aussi d'éviter toutes les causes qui pourraient vicier l'atmosphère ambiante (fleurs, odeurs de toute sorte, fumée, gaz de combustion de certains appareils de chauffage, etc.)

CHAPITRE III

Coucher

Autant que possible, les enfants doivent coucher seuls, les bras libres, dans des berceaux prudemment installés, où il ne soit pas nécessaire de les garotter dans leurs draps pour les empêcher de tomber et de se faire mal.

C'est là qu'ils doivent dormir tant le jour que la nuit, car c'est, selon nous, à plusieurs égards, une mauvaise habitude à leur donner que de les garder sur les bras pendant leur sommeil, comme aussi de les accoutumer à être bercés et même à être couchés toujours sur le même côté. — De plus, il est indispensable de ne pas leur donner d'oreillers et de veiller à ce que leur tête soit toujours maintenue hors des draps.

La composition du lit d'un enfant en bas-âge mérite d'arrêter un instant l'attention. Tout le monde sait avec quelle facilité s'endorment les bébés : il n'est donc pas nécessaire de subordonner l'observation des règles

de l'hygiène en cette matière, à la vaine préoccupation de mieux assurer un sommeil si ac-
comodant. D'autre part, l'extrême délicatesse
des organes de l'enfant, en particulier la
finesse de sa peau, réclament au contraire un
surcroît de précautions.

C'est pourquoi il faut proscrire énergique-
ment les lits de plume dans lesquels les petits dormeurs sont bien vite enfoncés au
milieu d'une sorte de bain de vapeur constitué par l'humidité ambiante dont la plume
s'imprègne si promptement, et les exhalai-
sons malsaines du corps, sans parler des
déjections accidentelles (flux de salive, uri-
nes, matières régurgitées, excréments.)

Il faut au contraire à l'enfant un tout autre
coucher. Au lieu même du matelas de crin
mélangé de laine que nous accordons à l'a-
dulte, nous conseillons de ne donner aux
enfants qu'une paillasse renfermant de la
balle d'avoine, de la paille de maïs, de la
fougère, certaines sortes de mousses, du
varech, etc. L'emploi, d ailleurs économi-
que, de ces substances n'implique qu'une
seule condition, celle de les renouveler
très-souvent, et, bien entendu, de ne s'en
servir qu'après s'être assuré de leur parfaite siccité, ainsi que de leur propreté.
Est-il utile d'ajouter qu'il importe de laver
fréquemment la toile de ces paillasses?

Vient ensuite la question des draps. Pour l'enfant, il n'est pas mauvais que l'étoffe en soit un peu fine, à cause de l'exquise impressionnabilité de leur épiderme. La toile, pour cette même raison, est préférable au coton qui d'ailleurs, moins perméable aux liquides, est susceptible de conserver plus longtemps, au contact du corps, les produits divers des excrétions et déjections naturelles. Ici aussi nous recommandons expressément une minutieuse propreté et l'emploi exclusif de linge sec, de crainte de favoriser le développement de ces affections de la peau (intertrigo, éruptions diverses, etc.) si rebelles dans le premier âge.

Quand le climat ou la saison feront recourir aux couvertures, mieux vaudra les choisir en coton ou en laine qu'en soie, car ces dernières, d'un nettoyage très-difficile et rarement entrepris dans les familles, sont très-peu perméables à l'humidité intérieure entretenue dans les draps par le corps du dormeur, ainsi qu'aux effluves qui s'en dégagent.

A ce propos, nous ne saurions trop engager à ne pas couvrir d'une manière excessive, comme on le fait souvent, les lits des enfants, d'autant plus que leurs chambres à coucher doivent jouir d'une température particulièrement douce et égale. Trop de couvertures au lit, comme trop de vêtements sur le corps, condensent le calorique autour de lui, sollicitent d'abondantes et continuelles transpirations (cause si fréquente de refroidissements!), et en emprisonnent les produits qui, baignant pour ainsi dire incessamment la peau, finissent par la rendre encore plus fragile. Ce sont, à notre avis, en partie du moins, ces macérations insensibles dn tégument qui causent les affections si variées dont il est le siége pendant l'enfance, et dont il est souvent si difficile et si long de se rendre maître.

CHAPITRE III

Economie générale de l'Alimentation

La première, la seule idée qui vienne à l'esprit de la plupart des personnes en entendant pleurer les petits enfants, c'est qu'ils demandent à téter. Avant de leur donner, on devrait s'assurer qu'ils en ont réellement besoin, et ne jamais leur présenter le sein dans le but unique d'apaiser leurs cris, comme le font presque toutes les mères ou nourrices.

Au lieu de correspondre nécessairement *tous* à la sensation de la faim, la plupart de ces cris doivent être considérés comme la seule traduction à la portée de l'enfant des impressions infiniment variées produites sur lui par le monde extérieur, dont chaque objet, chaque fait nouveau l'étonne.

Quelques auteurs ont voulu essayer de déterminer à quels signes on peut reconnaître les cris qui se rapportent réellement au besoin de téter. Mais les caractères indiqués sont à notre avis trop spécieux pour servir de preuves positives ; aussi n'est-ce point sur des bases aussi contestables que nous chercherons à établir quels intervalles il convient de mettre entre les repas de l'enfant.

Pourquoi alors, nous dira-t-on, se tait-il le plus souvent quand on lui donne le sein ? A cela il est permis de répondre qu'on lui offre ainsi une diversion qui le distrait. S'il avait un caprice instinctif, une velléité, une sensation quelconque, — grâce à cette merveilleuse mobilité d'impressions qui existe déjà chez lui et dont plus tard les enfants nous fournissent des preuves si frappantes,

— l'attention du nouveau-né sera détournée de son premier objet, et, tout entier au plaisir que lui procure sa gourmandise, il oubliera totalement son ancienne préoccupation.

D'ailleurs, on se ferait une étrange illusion si l'on regardait comme inoffensive cette habitude de donner à tout propos à téter à l'enfant. Elle présente au contraire de nombreux inconvénients.

En premier lieu, on surmène de la sorte ses voies digestives encore si délicates, auxquelles on refuse pour ainsi dire tout répit et tout ménagement. Hier encore, dans le sein de la mère, les divers organes qui les constituent pouvaient sembler sans objet puisque les éléments nutritifs puisés dans l'organisme maternel parvenaient tout élaborés à l'enfant par l'intermédiaire de la circulation. Aujourd'hui que toute connexité a disparu entre lui et sa mère, il est devenu indispensable qu'il apprenne à ne plus compter que sur lui-même pour préparer les matériaux de sa nutrition propre. Il faut donc inaugurer ses voies digestives jusqu'alors sans emploi et dont l'apprentissage est tout entier à faire : il faut donc pour ainsi dire entreprendre l'éducation de chacune des fonctions secondaires qui constituent la nutrition.

Tout le monde conviendra que l'inexpérience complète des organes de l'enfant et l'excessive délicatesse de leur structure primordiale commandent les plus grands ménagements dans leur première mise en œuvre. Il est logique de ne pas leur imposer dès le début une besogne trop pressée et incessamment renouvelée, qu'on peut regarder même comme au-dessus de leurs forces. Que font cependant la plupart des mères et des nourrices ? Elles donnent à téter à tort et à travers, ne songeant pas que « les enfants se trouvent toujours mal d'une alimentation irrégulière, qui tantôt met trop de distance entre les repas et tantôt charge coup sur coup leur estomac d'une nouvelle quantité de lait, sans leur laisser le temps de digérer celui qu'ils viennent de prendre. » (1) Elles devraient au contraire sagement régler leur alimentation, ce qui permettrait d'éviter « ces régurgitations acides, ces indigestions de lait caillé qui annoncent toujours une mauvaise digestion » et de prévenir « cet énorme embonpoint, ces jours bouffies, cette couleur mate de la peau qui est quelquefois l'indice d'une constitution débile. » (2)

Nous allons plus loin et nous croyons

(1) Cazeaux : Traité théorique et pratique de l'art des accouchements, p. 966.

(2) Ibidem, p. 968.

qu'on serait en droit de faire remonter
maintes prédispositions aux affections des
voies digestives dont souffrent les adultes, à
ces écarts de régime continuels qu'on fait
subir à la majorité des enfants de tout âge.
En effet, après avoir, pour ainsi dire,
créé de toutes pièces chez le nourrisson des
caprices d'appétit en lui donnant à téter
sans rime ni raison, on les entretient presque
toujours en cédant plus tard à des exigences
qu'on favorise en ne sachant ou en ne vou-
lant pas y résister. A tout instant de la journée, ce sont des aliments, des gâteaux, des
sucreries, des bonbons, qu'on donne tantôt
pour calmer les trompeuses réclamations
d'un appétit factice, tantôt pour acheter, par
le plus détestable des marchés, la cessation
d'une scène de pleurs et de cris. N'est-ce
pas là véritablement tyranniser tous les
organes de la digestion, et, pour citer seulement ceux qui produisent les divers liquides
destinés à agir sur les aliments, croit-on que
c'est impunément qu'on les surmène ainsi
pendant le jeune âge, en sollicitant sans
trève ni merci, par l'ingestion presque
continuelle de substances plus ou moins nutritives, les sécrétions nécessaires au travail
digestif? Que de germes de dyspepsies ne fait-
on pas naître de la sorte? (1)

(1) D'accord avec la plupart des médecins, M. le docteur
Bouchut pense qu'une des principales causes de la mortalité

Si l'on prend comme terme de comparaison la répartition journalière des repas chez l'adulte, — telle que l'ont faite les habitudes modernes — rien ne semble moins y préparer les enfants que cette fâcheuse coutume de leur donner à tout propos des aliments, quelle que soit leur forme, au lieu de régler leur appétit. Il est incontestable qu'à la longue on finit ainsi par susciter artificiellement chez eux de nouveaux besoins de prendre de la nourriture à chaque heure du jour et de la nuit, pour ainsi dire, et qu'on se croit obligé de satisfaire d'importunes sollicitations dont les concessions antérieures constituent la seule raison d'être. Sans doute, il faut donner à téter aux nourrissons plusieurs fois par jour et même la nuit, ainsi que nous le verrons plus loin ; mais, à mesure qu'ils avancent en âge, il convient d'éloigner graduellement les heures de ces premiers repas tout en en maintenant la régularité, de manière à arriver progressivement au sevrage et à l'institution d'une alimentation appropriée, qui devra tendre à se rapprocher

des enfants est l'indigestion ; car une alimentation défectueuse produit l'entérite et la pneumatose, intestinale affections excessivement fréquentes et meurtrières. (Discussion sur les causes de l'excessive mortalité des nouveaux-nés et des enfants en bas-âge, au « Congrès international d'hygiène et de sauvetage de Bruxelles. » — Compte-rendu de la « Gazette hebdomadaire de médecine et de chirurgie », 1876, No 44, p. 698.)

petit à petit, *sous tous les rapports,* de celle de l'adulte. Cette méthode est évidemment celle qui permettra avec le plus de facilité d'acheminer les facultés digestives de l'enfant vers leur fonctionnement définitif, qui comporte trois à quatre repas réguliers par jour.

CHAPITRE V

Allaitement Maternel

—

La première nourriture du nouveau-né est le lait. — Les lois de la nature ajoutent : le lait de femme, et, de préférence, le lait maternel.

D'une manière générale, et sauf, bien entendu, le cas d'une maladie aigue ou contagieuse, les mères dont l'état habituel de santé n'est pas mauvais, et chez lesquelles n'existe aucun antécédent personnel ou de famille dont il y ait lieu de craindre l'influence héréditaire, peuvent nourrir et doivent y être vivement exhortées. Il ne faut pas croire qu'une grande vigueur de constitution soit une condition indispensable, pas plus que la grosseur des seins et les qualités extérieures même du lait. Des femmes d'aspect chétif dont les mamelles sont très-petites et le lait rare et de médiocre apparence allaitent souvent à merveille leurs enfants que l'on voit profiter à vue d'œil.

La brièveté et la rétraction du mamelon n'empêchent généralement pas non plus de nourrir, d'autant plus qu'on y remédie souvent par l'emploi préalable de quelques expédients, tels que des titillations et des succions répétées, ainsi que l'application de bouts de sein, dans les derniers mois de la grossesse. Du reste, cette imperfection est très susceptible de disparaître quoiqu'on n'ait pas employé ces moyens curatifs avant la fin de la gestation.

Nous avons présent à l'esprit l'exemple d'une jeune femme que nous avons assistée dans ses secondes couches, et qui assurait être incapable de nourrir, ayant le bout d'un sein rentré. Elle avait, disait-elle, essayé d'allaiter son premier enfant, qui n'avait jamais réussi à téter que d'un côté, et elle avait dû y renoncer. Cependant nous insistâmes. Quelques succions furent conseillées, ainsi que l'application d'un bout de sein. Le nouveau-né en tétant compléta lui-même la besogne, et l'allaitement pratiqué alternativement des deux côtés fut mené à bonne fin, à l'avantage de la mère et de l'enfant, qui est devenu superbe.

De plus sérieuses difficultés à l'allaitement résident dans la production des gerçures et crevasses du mamelon, enfin des abcès du sein. Les deux premières de ces affections ne diffèrent guère que par leur étendue, leur profondeur et leur situation. Nous ne parlerons pas des divers traitements qu'on leur oppose, d'autant plus qu'ils sont malheureusement sans efficacité absolue dans beaucoup de cas et que, du reste, ils sont indiqués partout. Quant aux engorgements du sein, — qu'ils se développent spontanément, ou, comme cela arrive le plus souvent, après des excoriations, des fissures ou des crevasses du mamelon — ils sont très-fréquents chez les femmes qui nourrissent et aboutissent presque toujours à la production d'abcès, qu'on est inévitablement obligé d'ouvrir. Beaucoup de ces abcès ont une marche très-rapide et se guérissent aussitôt ouverts ; d'autres, au contraire, ceux qui sont liés à des engorgements laiteux consécutifs eux-mêmes à des crevasses, sont sujets à récidiver et deviennent un obstacle formel à la continuation de l'allaitement, dont les premiers ne nécessitaient qu'une simple suspension tout-à-fait passagère. Les lésions si te-

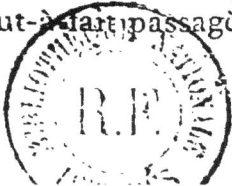

naces du mamelon que nous avons énumérées tout à l'heure sont la cause de souffrances aiguës qui arrivent parfois à un tel degré d'intensité qu'on est obligé de prescrire la cessation de l'allaitement. La même nécessité s'impose, non seulement dans le cas de maladies aiguës quelconques qui surviendraient chez la mère, — dont alors le lait disparaît généralement tout seul — mais encore quand la sécrétion lactée subit, pour une cause ou pour une autre, une altération dans sa quantité ou dans sa qualité (1).

C'est dans ces diverses circonstances que se présente d'office l'alternative de confier l'enfant à une nourrice, de lui donner du lait d'animal, ou de le sevrer prématurément. Nous examinerons plus loin ces différentes solutions.

On peut dire que le liquide laiteux contenu dans les mamelles de la nouvelle accouchée, et qui n'est pas tout d'abord à proprement parler du lait, est apte à fournir immédiatement les éléments de la première nourriture du nouveau-né : nous en avons la preuve dans ce qui se passe chez les animaux. A ce point de vue, la mère serait

(1) Il est généralement admis que le lait des femmes qui sont réglées et surtout de celles qui sont enceintes finit par devenir insuffisant en quantité et en qualité, pour l'alimentation du nourrisson. Néanmoins, il y a de nombreuses exceptions.

donc à la rigueur en état de donner le sein à son enfant aussitôt après sa naissance. Néanmoins l'usage a prévalu de la laisser se reposer quelque temps et de donner au nouveau-né, toutes les deux heures environ à partir de la première après sa venue au monde, quelques cuillérées à café d'eau sucrée tiède qu'on aromatise le plus souvent avec un peu d'eau de fleurs d'oranger. Mais il est bon de ne pas retarder de plus d'nne journée le moment où l'on permettra à la mère d'offrir à téter à son enfant, car on admet à juste titre que les qualités laxatives du liquide fourni par les mamelles pendant les deux premiers jours sont propices au nouveau-né qu'elles aident à se débarrasser des matières accumulées dans ses intestins pendant la grossesse. D'ailleurs, en tétant, il favorise la montée du lait, et ses succions, tout en dégorgeant chaque fois un peu le sein, façonnent le mamelon et atténuent la fièvre de lait.

Il est clair que, les premières fois, il faudra surveiller ces essais et s'assurer que le nouveau-né tète bien réellement sans que sa respiration soit gênée. Dans quelques cas, la brièveté du frein de la langue constitue une entrave aux mouvements de succion ; il faut alors le sectionner. Cette opération des plus simples s'appelle en termes vulgaires : couple

A cette première période, l'enfant doit téter toutes les deux heures au plus, et il ne faut pas craindre d'interrompre son sommeil pour lui offrir le sein quand le moment en est venu, ou pour l'exciter à téter encore quand les premières succions ont été, comme cela arrive toujours, peu nombreuses et séparées par quelques instants d'intervalle, par conséquent insuffisantes, et qu'il a fini par s'endormir à la mamelle.

Lorsque survient la fièvre de lait, il peut arriver que les seins deviennent très-engorgés et douloureux, et que l'allaitement soit rendu difficile pendant 24 à 36 heures. On y remédie en provoquant, à l'aide de moyens appropriés appliqués dans l'intervalle des repas du nouveau-né (cataplasmes émollients, fomentations adoucissantes (1), applications d'ouate), la sortie de l'excédant de lait qui entretient momentanément cette espèce de fluxion.

La régularité qu'il convient d'apporter dans l'allaitement est sans doute une nécessité d'hygiène dont nous croyons n'avoir pas surfait l'importance. Mais on se tromperait en considérant comme indifférente la quantité d'aliments à laisser ingérer, sous pré-

---

(1) Cataplasmes de farine do lin, décoction de graines de lin, do racine de guimauve, de fleur de mauve ou de sureau employées tiédes.

texte que les enfants ayant le privilège de rejeter le trop-plein de leur estomac, il n'y a pas grand inconvénient à ce qu'ils en prennent un peu plus que ce qui leur est absolument nécessaire. Il nous est impossible de regarder comme inoffensives les indigestions trop fréquentes des nourrissons, chez lesquels les mères seraient ainsi en quelque sorte encouragées à faire naître des habitudes de gloutonnerie qu'il serait ensuite difficile de corriger et dont les conséquences pour l'hygiène de l'appareil digestif peuvent devenir sérieuses à la longue.

Malheureusement nous ne sommes en mesure de donner aucun indice de la quantité de lait à laisser prendre au nouveau-né, d'autant plus que ses besoins réels croissent tous les jours et qu'en outre ils diffèrent beaucoup de l'un à l'autre suivant des dispositions natives incontestables, mais impossibles à prévoir (1).

Nous conseillerons donc aux mères de s'en rapporter à l'instinct de leur nourrisson, *mais seulement pour les premiers jours*, et

(1) Suivant des expériences déjà anciennes de M. Natalis Guillot, un enfant robuste exigerait 1000 grammes de bon lait par jour pendant le premier mois, et plus de 2 kilogs. ensuite : son accroissement quotidien serait de plus de 50 grammes. Suivant nous, ce chiffre est trop élevé.

de se baser sur la quantité de lait qu'il aura
ingérée sans le rejeter en tétant chaque fois
à discrétion, pour déterminer approximati-
vement son rationnement ultérieur, ainsi
que la durée de ses repas. Quant à leur
nombre, il faut se garder d'envisager comme
absolues les indications qu'on a coutume de
formuler à cet égard. D'abord tout dépend
de la quantité de lait qu'absorbe l'enfant
chaque fois qu'il prend le sein. Et puis, il
faut tenir compte des divergences indivi-
duelles : tous les enfants de même âge
n'ont pas les mêmes besoins ; tous les laits
ne sont pas également nutritifs, etc., etc.

On pourrait donc émettre cette idée que
le mode de répartition et le nombre des
repas du nouveau-né ne sauraient être l'objet
d'aucun précepte absolu, et qu'il suffit de
subvenir libéralement à sa nutrition, sous
la double réserve d'y mettre une constante
régularité, et de diriger l'allaitement de
manière à préparer en temps utile ses voies
digestives au sevrage.

Mais il est indispensable d'indiquer au
moins des moyennes, et de ne pas donner
carte blanche à l'initiative très souvent irrai-
sonnée des mères, à la plupart desquelles
de telles généralités ne suggèreraient rien
de précis. Au fur et à mesure que l'enfant
grandit, il sera mis au sein de moins en

moins souvent : toutes les trois heures
après les vingt ou vingt-cinq premiers jours,
toutes les quatre heures vers l'âge de 5
mois, puis 3 fois par jour vers le 7e mois.
Pour la nuit. la mère ne devra plus donner
à téter que 3 fois vers le 3e ou le 4e mois ;
puis, — un mois à six semaines après —
deux fois seulement, au commencement et à
la fin de la nuit. Il faut assurément une certaine fermeté pour résister à des pleurs qu'on
attribue toujours au besoin de manger; mais
le lait des femmes qui nourrissent est d'autant plus abondant et nutritif qu'elles prennent un repos plus réparateur, et les repas
de l'enfant gagneront largement en quantité
et en qualité ce qu'ils perdraient comme
fréquence.

L'époque à laquelle on commence à donner
à l'enfant une nourriture autre que le lait
de la mère varie beaucoup suivant les lo-
calités et suivant les habitudes en cours
dans les diverses classes de la société. Il s'en
faut pourtant que la chose soit sans importance. Il est des contrées où, dans certaines familles, on a l'habitude de faire prendre aux enfants des bouillies, des soupes,
presque aussitôt après leur venue au monde.
C'est là, nous n'hésitons pas à le dire, une
détestable pratique que condamnent à la
fois le simple raisonnement et l'expérience.

Est-il logique d'imposer à de jeunes organes encore si délicats une nourriture relativement grossière, quand on sait que le lait de femme offre le type le plus parfait de l'aliment substantiel et facile à digérer, à cause de sa forme liquide et de son homogénéité? Pour quelques rares bébés qui semblent s'être impunément tirés de cette malsaine épreuve, combien y ont puisé le germe de troubles digestifs plus ou moins graves qui pourront constituer plus tard de véritables maladies? Combien dont l'estomac en a immédiatement souffert et dont par suite la nutrition a été viciée? Et ceux qui paraissent avoir très-bien supporté cette alimentation *contre-nature*, serait-il raisonnable de penser que leur constitution eût été moins vigoureuse si on les eût mis et gardés exclusivement au sein?

Nous conseillons formellement de ne jamais leur donner autre chose que du lait avant l'âge de six à sept mois au plus tôt. Il nous semblerait même plus avantageux d'attendre le huitième mois, ce qui est très-praticable si l'on a suivi la gradation précédemment indiquée pour l'allaitement.

Les premiers aliments légers qu'on donne d'ordinaire à l'enfant doivent être choisis de manière à ne pas surprendre ses voies digestives par un brusque changement de

nourriture. Dans ce but, il est avantageux
de l'habituer préalablement au lait de vache
en lui en faisant prendre pendant quelques
jours alternativement avec le lait maternel.
Puis on essaiera d'y mêler de la farine de
froment, de riz, de la fécule de pommes de
terre, de l'arrow-root, et d'en faire de petites
bouillies très-claires d'abord, qui seront
soumises à une cuisson convenable. Quelques cuillérées à bouche matin et soir seront bien tolérées ; ensuite .viendront les
pâtes alimentaires, les panades, les bouil-
lons gras, bientôt additionnés de pain en
petite quantité, les œufs cuits à la coque
ou sur le plat, le jus de viande, un peu
d'eau rougie sucrée. Enfin on arrivera à
laisser sucer aux enfants de petits morceaux
de volaille, de viande rôtie et peu cuite, et
manger du pain.

Le fruit qu'on recueille en suivant cette
gradation est de les accoutumer peu à peu
aux aliments à mesure qu'on les déshabitue
du sein, qui, comme nous l'avons vu, leur
est présenté de moins en moins souvent.

Cette méthode, qui, sauf la question de la
période à laquelle on l'emploie, est d'un
usage à peu près universel, aplanit singulièrement les difficultés offertes quelquefois
par le sevrage, tant du côté de l'enfant, qui
finit le plus souvent par prendre une pré-

férence sensible pour les aliments, que du côté de la mère, dont le lait diminue ainsi progressivement, sa sécrétion n'étant plus sollicitée que par des succions de plus en plus rares.

CHAPITRE VI

Allaitement par les Nourrices

—

L'allaitement par les nourrices est de rigueur s'il existe dans la santé de la mère ou dans sa conformation physique un obstacle réel à l'allaitement, ou s'il se rencontre tel antécédent de famille ou telle affection acquise dont il y ait lieu de redouter l'influence héréditaire ou la transmission directe — comme l'épilepsie, le cancer, la scrofule, la phthisie, etc. — Les mères devraient d'autant plus facilement s'y résigner que c'est incontestablement le meilleur mode d'alimentation à substituer à l'allaitement maternel.

La même ressource se présente dans le cas où un événement imprévu viendra subitement obliger à le faire cesser : crevasses très-douloureuses , engorgements et abcès graves des seins, suppression et appauvrissement brusques et durables du lait, quelle qu'en soit la cause, et, bien entendu, altérations profondes et réelles de la santé de la mère.

On charge généralement le médecin du choix des nourrices. C'est là, pour lui, une obligation des plus délicates. Il lui faut en effet le plus souvent se résigner à un examen de quelques instants, nécessairement superficiel et incomplet , et se faire une opinion motivée sans avoir pu recueillir d'une manière positive quelques indices authentiques sur les antécédents de famille, les maladies antérieures, etc., etc., de la femme qui s'offre comme nourrice.

Il ne faut donc pas se faire illusion et regarder comme susceptible de certitude absolue l'avis que le médecin est appelé à donner , — même après la visite la plus complète, même quand on s'est adressé au praticien le plus expérimenté.

Toutefois, personne ne songe à contester l'autorité de cet avis, ainsi que le degré de probabilité du jugement porté par lui sur la santé apparente de la nourrice. Mais il est des circonstances où son intervention ne sera pas possible; d'autres, où elle n'aura pas été sollicitée. Dans ce cas, la mère ou les personnes qui l'entourent chercheront, faute de mieux, à s'éclairer toutes seules. Nous n'avons pas besoin d'insister sur l'insuffisance inévitable des données ainsi recueillies.

On s'efforcera de trouver une femme de 20 à 35 ans, d'une bonne constitution, bien conformée, exempte « d'humeurs », comme l'on dit vulgairement ; la tête nette de toute espèce de « teignes », la bouche saine (sous le rapport des ulcérations, etc.) la poitrine suffisamment développée et absolument indemne de « glandes »; les mamelons bien façonnés et entourés d'une auréole brune, comme parsemée de petits grains,— laissant par la pression le lait sourdre de 10 à 15 petites ouvertures. Le lait lui-même doit être essayé, et il convient d'en recueillir quelques gouttes dans une petite cuiller. On aura de fortes présomptions en faveur de sa bonne qualité s'il est opaque, bien lié, homogène, de densité moyenne, et exempt de toute odeur ou saveur étrangère. Il ne faut pas faire porter cet examen sur les premières portions de lait extraites d'un sein qui n'a pas été désempli depuis quelque temps, car elles sont toujours plus aqueuses que les suivantes. Enfin, un indice sûr des qualités nutritives du lait d'une nourrice est l'état de santé de son propre enfant : il est alors, on le comprend, indispensable de s'assurer qu'il ne reçoit aucune autre nourriture. (1)

Il importe que le corps de la femme qui se présente pour être nourrice soit exempt de toute éruption, mais que ses bras portent des marques de vaccine. La présence de hernies, « d'efforts », pour employer le mot vulgaire, n'a aucune importance.

C'est un préjugé de croire que les femmes ont d'autant plus de lait qu'elles ont été plus souvent mères. Néanmoins, il est préférable de choisir une nourrice qui ait déjà élevé un ou même deux enfants, parce qu'elle sera plus expérimentée et qu'il sera plus facile d'avoir des renseignements sûrs touchant la quantité et la durée de son lait. De plus, elle sera moins impressionnée par l'éloignement de son propre enfant qu'une nourrice

(1) Dans une discussion engagée cette année (1876) devant l'Académie de Médecine sur l'allaitement des nouveaux-nés, on s'est préoccupé des moyens les plus propres à constater la qualité du lait. Les uns accordent à l'analyse chimique et à l'examen microscopique une importance capitale, les autres croient que le meilleur lait, de quelque façon qu'il réponde à l'analyse, est celui qui fait le plus prospérer l'enfant. Nous sommes pleinement de cet avis. Or il est une méthode excellente qu'il serait très-avantageux de voir vulgariser, et au moyen de laquelle on peut s'assurer aisément, et pour ainsi dire jour par jour, de la prospérité des enfants : c'est la méthode des pesées. La moyenne d'accroissement journalier comme poids est de 25 gr. ; quelques bebés en gagnent quotidiennement 50 à 60 (Bouchut).

qui viendra d'être mère pour la première fois.

Il convient que son lait ait au moins six semaines à deux mois, non pas que plus jeune, et par conséquent plus semblable au lait maternel à cet égard, il ne fût plus approprié aux facultés digestives du nouveau-né, mais parce que ce n'est que vers cette époque que les organes de la nourrice sont revenus à leur état normal et qu'elle peut être considérée comme rétablie des suites de ses propres couches. La limite moyenne qu'il est bon de ne pas laisser dépasser pour l'âge maximum du lait, est de huit à dix mois, car, plus tard, il ne présenterait plus au même degré les qualités nécessaires à l'alimentation du nourrisson, et, comme la plupart des femmes ne peuvent guère allaiter plus d'un an et demi à deux ans consécutifs, le lait serait dans le cas de se tarir avant le moment normal du sevrage.

Le plus grand nombre des conseils que nous avons formulés pour l'allaitement maternel peuvent s'appliquer à l'allaitement par les nourrices, sauf quelques restrictions qu'il convient d'indiquer.

Pour ne pas priver le nouveau-né des effets salutaires du liquide laiteux sécrété pendant les quarante-huit premières heures par les seins de la nouvelle accouchée ,

lequel , avons-nous dit , est en quelque
sorte un laxatif naturel chargé de faciliter les
évacuations nécessaires à cette période et
constitue un aliment plus approprié que le
lait de la nourrice aux facultés digestives de
l'enfant, — on a quelquefois conseillé à la
mère de commencer à l'allaiter durant les
premiers jours : on espérait de plus faire
ainsi diversion aux dangers inhérents pour
elle aux suites de couches. Mais cette manière de voir ne laisse pas que d'être spé-
cieuse. En outre, il est aisé de remédier par
l'emploi de quelques petits moyens bien
simples aux inconvénients supposés de la
concentration d'un lait de deux à six mois,
comme est celui de la nourrice ; — et la
cessation brusque d'un allaitement entrepris
et continué pendant plusieurs jours nous
paraît grosse de périls pour la mère (engorgements, abcès des seins, etc.)

Le premier jour de sa naissance, l'enfant
ne prendra que de l'eau sucrée ou miellée,
par cuillérées à café. Le plus souvent, il se
débarrassera ainsi des matières accumulées
dans ses intestins jusqu'à ce moment, et
l'on pourra lui donner ensuite le sein de la
nourrice, en alternant pendant la première
semaine avec de l'eau sucrée à doses de
moins en moins répétées.

Quand le nouveau-né vient de téter, il est

tout-à-fait exceptionnel que les mamelles de sa nourrice soient dégorgées, et il sera bon de chercher à obtenir ce résultat, soit en lui laissant pendant quelques jours son propre enfant, soit en employant des moyens artificiels. (1) Seulement, eu égard aux particularités ci-dessus indiquées relativement à la différence de concentration du lait, suivant qu'on considère ou non les premières portions recueillies, on fera bien d'exiger, si cela se peut, qu'elle réserve toujours le premier lait à son nourrisson.

Nous ne saurions mieux terminer cet important chapitre qu'en reproduisant les judicieuses remarques suivantes, extraites d'un article écrit par M. Blachez, dans la *Gazette Hebdomadaire de médecine et de Chirurgie.* (1876, n° 45, p. 705) sur *l'alimentation des nouveaux-nés*, à propos de la discussion ouverte à ce sujet à l'Académie de médecine : « Est-il besoin de répéter que l'allaitement par une nourrice, si favorable à l'enfant quand il est sérieusement pratiqué, entraîne une foule d'inconvénients, dont un des principaux est de placer dans les conditions les plus fâcheuses l'enfant de cette

(1) Cataplasmes émollients (farine de lin , etc.), succions pratiquées par une autre personne et même par de tout jeunes animaux (chiens nouveaux-nés par exemple); emploi des « pompes-ventouses ».

même nourrice, exposé à son tour à tous les dangers contre lesquels on cherche à garantir son frère de lait ? Et dans combien de cas cet allaitement par la nourrice est-il convenablement surveillé ? Il suffit d'assister à une consultation dans un hôpital d'enfants pour voir dans quel état reviennent une foule de prétendus nourrissons. A quelle nourriture ont été condamnés tous ces petits êtres étiolés, languissants, séniles, qui viennent encombrer nos hôpitaux, et dont les organes digestifs surmenés, épuisés, n'assimilent plus aucun aliment ?.......

» Dans l'état actuel des choses, les nourrices sur lieux rendent de signalés services et permettent d'élever dans les villes, sous les yeux des parents, bien des enfants auxquels le lait maternel fait défaut et qui sont placés dans de mauvaises conditions pour l'allaitement artificiel.

» Ce que nous disons pour les nourrices sur lieux est-il applicable aux nourrices qui viennent chercher dans les villes les enfants qu'elles doivent allaiter et élever à la campagne ? Nous ne le croyons pas. Dans la grande majorité des cas, les enfants qui leur sont confiés courent des risques de toute nature, à commencer par celui de recevoir une nourriture toute différente de celle qu'on s'est engagé à leur donner. L'expérience

prouve tous les jours que les nourrices,
désireuses de garder leur lait pour leur
propre enfant, donnent de bonne heure
à leur pensionnaire des aliments de toute
nature ; qu'elles agissent de même, lorsque
leur lait commence à se tarir ; que leur
ignorance, leur incurie, exposent l'enfant
à toutes sortes de dangers ; qu'elles ne soup-
çonnent les maladies qu'alors qu'elles ont
déjà déterminé des désordres irrémédiables ;
qu'elles déguisent l'état de souffrance des
nourrissons pour ne pas être obligées de les
rendre aux parents et de perdre les profits
qu'elles en tirent............... »

CHAPITRE VII

Allaitement par une femelle d'animal

Dans quelques circonstances tout-à-fait
exceptionnelles, et à défaut de l'allaitement
maternel et de l'allaitement par les nourrices, on fait quelquefois nourrir les enfants par une femelle d'animal à laquelle on
administre souvent, sur l'avis du médecin,
telles ou telles substances médicamenteuses
dans le but d'en imprégner son lait et d'agir

ainsi sur le nourrisson. On n'emploie guère dans ce but que les chèvres, les brebis, les ânesses ou les vaches, les chèvres surtout, qui se dressent facilement à offrir spontanément leur mamelle et qui sont les moins turbulentes. On comprend qu'il importe toutefois dans ces cas d'être vigilant à cause des accidents variés dont ce genre d'allaitement peut être l'occasion.

CHAPITRE VIII

Allaitement mixte

Dans d'autres circonstances, la mère, sans être dans l'impossibilité absolue de nourrir, n'est pas assez bien partagée sous le rapport du lait pour suffire à l'alimentation de son enfant; — ou bien elle est *réellement* de complexion trop délicate pour y subvenir longtemps et assez largement ; — ou bien enfin elle voit en pleine santé son lait diminuer, puis disparaître rapidement. Il n'est pas toujours possible, en ces cas, de recourir à une nourrice. Quelquefois, surpris par le temps, on n'en peut trouver une convenable. D'autres fois, les mères ne veulent pas en entendre parler. Il faut alors se résigner à faire appel à l'allaitement mixte, c'est à dire à suppléer, au moyen d'une nourriture étrangère, à l'insuffisance du lait maternel.

Les premiers jours, celui-ci pourra suffire et présentera même certains avantages dont nous avons parlé plus haut (1). Mais il convient cependant de ne pas attendre troplongtemps, de peur que l'enfant, trop habitué au sein, ne puisse ensuite prendre autre chose, et ne vienne à souffrir de la pénurie de la secrétion laiteuse.

D'une manière générale et pendant tout le temps que durera l'allaitement, le lait de vache ou de chèvre sera le seul succédané du lait maternel. Il faudra l'administrer d'après les recommandations que nous formulerons plus loin en traitant de l'allaitement artificiel, et qui se rapportent à la nécessité de le diluer et de le chauffer légèrement, ainsi qu'au choix des instruments dans lesquels on devra l'offrir au nourrisson.

Pour ce qui est de *l'abondance* et de la *répartition* des repas chez les enfants soumis à ce mode d'alimentation, il importe de suivre les indications que nous avons données

(1) Voir pages 18-19, et 50-31.

en examinant ces deux points au chapitre *Allaitement maternel.*(2) On comprendra sans peine que s'il convient de régler la nutrition des nouveaux-nés quand le lait de la mère doit seul en faire les frais, il sera plus opportun encore d'observer ce précepte d'hygiène lorsqu'on leur donnera subsidiairement des aliments qui, tout en ressemblant beaucoup au lait de femme, ne lui sont néanmoins pas tout à fait identiques.

Des raisons analogues, c'est à dire la crainte de mésuser des voies digestives de l'enfant, nous font condamner d'une manière formelle l'emploi hâtif des panades, bouillies, petits potages, etc., qu'il ne faudra absolument pas aborder avant l'époque du sevrage. A ce propos, nous avouons ne pas comprendre le conseil que nous avons lu dans un ouvrage pourtant très-estimé, de sevrer plus tôt que les autres, vers le 9e ou le 10e mois, les enfants nourris de la sorte. Nous croyons, au contraire, que l'usage prématuré de ces aliments a presque toujours de tristes résultats, surtout chez les enfants des grandes villes.

D'accord avec Cazeaux, nous ne pensons pas que « l'habitation dans les villes, dans les lieux bas et humides, soit une raison de

(2) Voir pages 20 et suivantes.

tonner plus tôt à l'enfant une alimentation érangère. Les enfants placés dans de mauvaises conditions hygiéniques offrent une susceptibilité intestinale que ne présentent pas, en général, les enfants robustes des campagnes, dont les facultés digestives sont beaucoup plus développées. » On nous pardonnera encore une citation d'un auteur éminemment autorisé : « Disproportionnée avec les facultés digestives de l'enfant, une alimentation prématurée est la source d'un grand nombre d'incommodités et de maladies ; c'est aussi là, comme l'a prouvé Jules Guérin, l'une descauses ordinaires du rachitisme. » (Michel Lévy, Traité d'Hygiène, t. 1, page 892) Il faut donc proscrire sans pitié tout ce qui n'est pas du lait peudant les premiers mois. Nous ne faisons pas même d'exception en faveur des *farines* prétendues *nutritives* et des compositions plus ou moins ingénieuses prônées dans les journaux ou ailleurs comme remplaçant le lait. Que dirons-nous des femmes qui sont toutes glorieuses de voir leurs enfants ou leurs nourrissons manger de la soupe à un et deux mois, boire du vin à trois et ingérer de la viande à six ?

CHAPITRE IX

~~~~~

Allaitement artificiel

Le mode le plus défectueux d'alimentation pour le nouveau-né est l'allaitement artificiel, surtout dans les villes, où il devient à peu près impossible d'avoir du lait de vache pur, et où de bonnes conditions atmosphériques ne viennent pas, comme à la campagne, atténuer les inconvénients de cette méthode.

Il est cependant des circonstances où, bien pratiquée, elle serait susceptible de rendre d'incontestables services. Personne n'ignore que de nos jours, dans les grands centres de population, l'allaitement maternel tombe de plus en plus en désuétude, et qu'un grand nombre de mères éludent, sous toutes sortes de prétextes, leurs premiers devoirs vis à vis leurs enfants en les envoyant nourrir à la campagne, malgré l'effroyable mortalité qui les y décime. A cet égard, les statistiques sont formelles et catégoriques. Il semblerait possible de conjurer le mal, au moins dans une certaine mesure, en créant à proximité des grandes villes de vastes asiles annexés à des laiteries et placés sous la direction *effective* de médecins compétents, où l'allaitement artificiel serait pratiqué dans les meilleures conditions possibles. Nous ne doutons pas qu'on n'arrivât ainsi à des résultats infiniments supérieurs à ceux qu'on obtient généralement en envoyant les enfants en nourrice au loin dans les campagnes. (1)

Le lait de vache, qui est de beaucoup le plus usité, est celui de tous les laits d'animaux qui se rapproche le plus du lait de femme. Trop riche pour les besoins du nouveau-né, il doit être coupé avec de l'eau ou des décoctions anodines, (2) aux trois quarts pendant la première semaine, à moitié pendant les premiers mois, au quart du troisième au sixième ; on le donne alors pur.

Il convient de chauffer légèrement le lait qu'on présente aux enfants, de manière à lui donner à peu près la température qu'il a en venant d'être trait. S'il est destiné à être additionné de liquides aqueux, ceux-ci seuls seront chauffés suffisamment pour que le mélange ait une température convenable.

(1) Voir pages 53 et 54.
(2) Décoctions de mie de pain, d'orge. de gruau. de riz. légèrement sucrées.

Jamais le lait ne devra être bouilli, car il perd ainsi beaucoup de ses qualités, ni trop longtemps gardé, à cause de sa promptitude à s'altérer.

L'époque à laquelle il devient possible d'adjoindre au lait quelques bouillies, puis petit à petit des aliments solides, ne diffère guère de celle qui a été indiquée pour l'allaitement mixte. Nous renvoyons aux préceptes formulés à cette occasion pour ceux à suivre dans le cas actuel.

Quant aux instruments employés pour faire boire les enfants, ceux qui aujourd'hui sont presque exclusivement usités sont les biberons de divers modèles. (1) Les plus simples et peut être les meilleurs sont ceux qui consistent en une petite fiole bouchée avec une petite éponge que l'on coiffe d'un morceau de mousseline fixé au goulot ; ou ceux qui se composent d'une petite bouteille sur le goulot de laquelle on adapte une sorte d'entonnoir renversé en caoutchouc, dont l'ouverture serait tournée vers en haut. Tous ces instruments demandent à être entretenus dans un grand état de propreté.

---

(1) Il existe une infinité de biberons dits « perfectionnés » : l'on peut dire que la plupart ont du bon et peuvent rendre des services. Nous n'en décrirons aucun de cette catégorie, d'autant plus qu'il est aisé de se rendre compte en un seul coup d'œil des qualités et défauts de chacun.

CHAPITRE X

~~~~~~

Hygiène des femmes qui nourrissent

Les femmes qui allaitent doivent vivre dans de bonnes conditions hygiéniques, sous peine de ne pouvoir fournir à leur nourrisson qu'une nourriture imparfaite. En premier lieu, il importe que, autant que possible, leur alimentation soit saine, abondante, tonique, et répartie en repas réglés et tempérants. Leur sommeil doit être respecté (2): nous avons dit qu'il fallait s'affranchir de bonne heure des exigences d'enfants qui *ont l'air* d'avoir besoin de téter à tout instant de la nuit. Enfin, sous le rapport du milieu où elles vivent, il convient que les femmes qui nourrissent trouvent réunies les circonstances les plus favorables : qu'elles habitent des lieux salubres et aérés, qu'elles prennent de l'exercice en ne fuyant ni le

---

(2) C'est là une des raisons qui motivent, pour les femmes qui nourrissent, la nécessité de renoncer aux habitudes mondaines, surtout, bien entendu, à celles qui consistent à passer les nuits au bal ou au spectacle. Les causes multiples d'émotions diverses qu'on y trouve souvent ne peuvent d'ailleurs pas être considérées comme sans danger pour l'allaitement.

grand air, ni le soleil, mais en se précautionnant contre les refroidissements (les seins doivent en être soigneusement préservés, à cause de leurs facilité à s'engorger).

Nous leur conseillons en outre de ne pas craindre les bains tièdes comme soins de propreté. Mais nous ne saurions trop les engager à éviter toutes les causes d'émotions violente, en tâchant au besoin de surmonter une impressionnabilité excessive et de faire appel, le cas échéant, à tout le calme et le sang froid dont elles sont capables.

Les préceptes généraux que nous venons de rappeler, ainsi que d'autres qui ont trouvé place dans les pages précédentes, s'appliquent aux nourrices aussi bien qu'aux mères qui allaitent leurs propres enfants, avec cette différence que dans la pratique, à moins d'avoir chez soi la nourrice choisie, il est à peu près impossible de faire mettre ces conseils à exécution, moins à cause des obstacles résultant des diverses positions sociales, qu'à cause de l'innombrable quantité de préjugés qui règnent dans bien des pays en ces matières.

CHAPITRE XI

Sevrage

Certains enfants font de grandes difficultés pour renoncer au sein de leur nourrice. Dans ce cas, on a l'habitude de chercher à les en dégoûter en appliquant sur le mamelon des substances d'un goût ou d'une odeur désagréables, comme la moutarde, l'aloès, etc. Cet expédient n'offre selon nous aucun inconvénient et réussit à peu près toujours, au prix de quelque patience vis à vis des petites scènes de pleurs ainsi occasionnées.

D'une manière générale, les enfants peuvent être sevrés vers l'âge de 12 à 15 mois ; mais il est des circonstances dans lesquelles il convient de prolonger davantage leur allaitement. Tel est, par exemple, le cas d'accidents morbides sérieux occasionnés par la dentition ; — tel est encore le cas d'enfants très-faibles dont les facultés digestives n'auraient pas encore acquis le développement nécessaire à l'assimilation d'aliments autres que le lait.

De même, ce ne sera qu'en présence de nécessités absolues se rapportant à l'état de santé de l'enfant, et après avoir essayé sans succès des ressources offertes par les divers genres d'allaitement,qu'on devra se résigner à un sevrage anticipé.

La question est, du reste, des plus litigieuses et l'on est loin de s'entendre sur l'époque moyenne à laquelle il est généralement possible de cesser de nourrir. Les termes que nous avons indiqués plus haut sont certainement au nombre des plus précoces : quelques auteurs veulent qu'on attende jusqu'à dix-huit et même vingt mois, ce qui nous semble excessif, hors, bien entendu, le cas de maladie ou de faiblesse extrême de l'enfant.

Une condition essentielle doit être réalisée à l'époque du sevrage : la présence des huit à dix premières dents, lesquelles sont appelées à subvenir aux premiers essais de mastication. Quant au moment préférable, on s'accorde généralement à recommander l'intervalle d'une évolution dentaire à une autre, à cause de l'accalmie temporaire qui s'est faite dans l'organisme révolutionné pour ainsi dire en entier par le travail de la dentition.

CHAPITRE XII

~⁓

Dentition

Sans parler des irrégularités qui portent sur la forme, le nombre, la direction et l'emplacement des dents, leur volume, leur développement, leur structure et leur disposition, — anomalies sans influence appréciable sur la santé générale, — les accidents de la dentition, et surtout ceux de la première, acquièrent souvent une certaine gravité. Beaucoup de troubles de la santé communs dans la première enfance s'y rattachent d'une manière plus ou moins directe.

Localement, le travail de la dentition donne lieu à des sensations de picotement et d'irritation des gencives (1), à de la salivation, à certaines lésions de l'intérieur de la bouche et de la peau des joues et du menton (croûtes laiteuses), à des glandes

---

(1) Pour y remédier, « les hochets ont leur utilité ; les enfants les portent instinctivement à la bouche, les pressent contre les gencives ; à défaut de ces objets plus ou moins durs (or, ivoire, cristal, racine de guimauve), ils mordillent leurs doigts. »(Michel Lévy, ouvrage cité, t. 1. p. 117). Il est certain qu'ils apaisent ainsi les picotements souvent douloureux dont leur bouche est le siège.

sous la machoire, au cou et à la nuque. A nos yeux, ces derniers phénomènes ne se rencontrent guère que comme suite et conséquence des premiers.

Les accidents généraux de la dentition, souvent liés aux altérations de l'intérieur de la bouche et à celles de la salive, consistent tantôt en des vomissements, de la diarrhée, des coliques, tantôt en la perte de l'appétit, en de la constipation, en des troubles de l'estomac auxquels succèdent souvent de graves symptômes cérébraux. Il faut encore citer certains maux d'yeux, certains écoulements du nez, des oreilles, certaines maladies fébriles des voies respiratoires (bronchites, etc.) ; enfin les convulsions de formes si variées, semblant indiquer de redoutables affections du système nerveux central.

Ce qu'il y a de rassurant dans ces circonstances, et ce qui nous a décidé à cette longue énumération, c'est que souvent il n'est pas difficile de reconnaître la cause d'un ensemble de symptômes quelquefois imposant, et que les moyens les plus élémentaires en ont bien vite raison, tantôt en favorisant la sortie des dents, tantôt en calmant les douleurs locales parfois très vives, tantôt en produisant une sédation générale (bains tièdes).

La dentition comprend deux périodes. La

seconde, dont nous n'avons pas à nous occuper pour le moment, a lieu vers l'âge de sept ans et correspond à l'installation du système dentaire définitif. La première dentition, au contraire, commence du 7e au 8e mois par l'apparition d'un premier groupe de dents, les deux incisives médianes de la mâchoire inférieure, qui se montrent en même temps ou à quelques jours d'intervalle, sauf dans les cas irréguliers. Puis vient une période de repos qui dure quelques semaines et après laquelle surgissent les dents de la 2e série, toutes situées à la mâchoire supérieure. Ce sont d'abord les deux incisives médianes, puis les deux autres: leur évolution, qui demande environ un mois pour s'effectuer, se place du 10e au 12e mois.

Aussitôt après commence l'apparition du troisième groupe dentaire, entre le 12e et le 1ᵉ mois. Ce sont les quatre premières molaires et les deux incisives latérales de la mâchoire inférieure, lesquelles se montrent en général après les molaires.

A dater du moment où cette troisième série de dents est sortie jusque vers l'âge d'un an et demi, le travail dentaire est suspendu pour ne reprendre que dans les cinq ou six mois subséquents, par l'évolution des quatre canines, qui mettent près de trois mois à sortir et font le plus souffrir, étant obligées de se frayer un passage entre les autres.

Enfin, après un temps d'arrêt très prolongé, se montrent les quatre dernières molaires.

Il s'en faut de beaucoup que la succession que nous venons d'indiquer soit invariablement suivie par la nature. Au contraire, on observe souvent, même à l'état normal, de notables écarts portant soit sur l'ordre d'apparition des dents, soit sur le temps qu'exige leur percée, soit enfin sur la durée des trèves qui existent entre l'évolution des divers groupes précédemment signalés. C'est là une des causes de l'impossibilité d'assigner au sevrage des époques absolues.

Quoiqu'il en soit, à l'âge de deux ans à deux ans et demi, l'enfant possède ordinairement vingt dents qui doivent lui suffire jusqu'à la deuxième dentition. A ces vingt dents *primitives* ou *dents de lait*, qui toutes sont *temporaires*, viennent se joindre, vers la fin de la quatrième année au plus tard, deux nouvelles molaires *permanentes* à chaque mâchoire. Ce sont les premières grosses molaires du système dentaire définitif.

CHAPITRE XIII

Alimentation après le Sevrage

Nous avons peu de choses à ajouter à ce qui a été dit à plusieurs reprises sur la nécessité de régler les repas des enfants.

Aussitôt sevrés, ils en feront cinq, puis, plus tard, selon les habitudes de la famille, quatre par jour, mais *pris à heures fixes*, et composés d'aliments appropriés à leur âge.

Ainsi, les premiers jours après le sevrage, il sera prudent de s'en tenir à peu près exclusivement aux substances alimentaires auxquelles on a eu recours en dernier lieu (1); puis, petit à petit, la nourriture deviendra plus substantielle, et bientôt l'enfant pourra être en mesure de *manger de tout*. Ce qui est une excellente habitude à lui donner, à tous les points de vue. Avec un peu de tact, une mère, une nourrice intelligente sauront vite quelle quantité d'aliments il faut laisser prendre à l'enfant pour subvenir largement à sa nutrition sans dépasser la mesure ; — avec un peu de raison et de fermeté elles ne

(1) Voir au Chapitro : Allaitement maternel (page 19).

lui laisseront rien manger entre ses repas, ni substances alimentaires proprement dites, ni gâteaux, ni sucreries, si malsaines à l'estomac des bébés.

Telle est notre manière de voir ; mais nous ne nous faisons pas l'illusion de croire que nous convaincrons personne sur ce der- nier sujet.

En général, les soupes et potages gras ou maigres, au pain ou aux pâtes, — les œufs, le lait, les viandes de mouton et de bœuf en ragoût, ou, mieux encore, rôties et peu cuites, les poissons légers, la volaille, les légumes, surtout les légumes frais et peu lourds, — le fromage, les fruits mûrs pris avec discré- tion, — les plats sucrés et gâteaux dits de ménage, etc., et le vin coupé de trois quarts d'eau comme boisson, — tels sont les prin- cipaux éléments dont il nous semble avan- tageux de composer l'alimentation des en- fants après le sevrage. Ajoutons qu'un tel régime est excellent et des plus hygiéniques pour les grandes personnes, et que, par con- séquent, rien ne les oblige à ne pas l'adopter pour elles-mêmes.

Nous proscrivons pour les bébés ces es- pèces de *pâtées* que dans les campagnes on décore souvent du nom de soupe de mé- nage, — les œufs durs, le porc et le veau, la charcuterie, certains poissons lourds à l'estomac, certains coquillages, le homard, les crabes, etc ; — les choux, les haricots, etc., cuits à l'eau, les fruits verts, les bonbons souvent malsains, le vin pur, le café (noir ou au lait), les liqueurs spiritueuses, etc.

Un léger repas le matin au lever, deux repas, puis, plus tard, un seul repas substantiel vers le milieu du jour, un goûter sommaire vers quatre heures, enfin, le repas du soir (1), — voilà le mode de répartition qui nous semble le plus en harmonie avec les habitudes générales et les besoins des enfants.

CHAPITRE XIV

Premières sorties — Promenades hygiéniques — Exercice

Ce qui a été dit plus haut (2) pour les précautions à prendre à l'intérieur des appartements relativement surtout à la tem-

---

(1) Il faut éviter de coucher les enfants immédiatement après leur souper, qui alors se digère mal.

(2) Voir page 5.

pérature ambiante dans laquelle il importe de maintenir les enfants pendant les deux ou trois premiers mois, implique la proscription formelle des sorties prématurées, quel qu'en soit le prétexte, — présentation de l'enfant à l'officier de l'état civil, ou baptême. Pour le premier de ces deux motifs, il repose sur une obligation légale actuellement tombée en désuétude à peu près partout. Quant au deuxième, il serait à désirer que les familles catholiques puissent se croire autorisées à renoncer à la pratique anti hygiénique qui consiste à porter en toute saison à travers les rues d'une ville ou dans la campagne un enfant de quelques jours pour l'amener dans une froide église et l'y faire baptiser. Qui pourrait dire combien de refroidissements on occasionne ainsi ? Qui serait en droit d'affirmer que ces imprudences ne deviennent pas souvent le point de départ des plus fâcheuses prédispositions pour les voies respiratoires ou digestives ?

Il faudra donc attendre au moins un mois à six semaines avant de laisser sortir l'enfant. Cette première sortie doit être entourée de certaines précautions élémentaires qui varieront suivant la saison. D'une manière générale, il sera prudent de choisir le moment de la journée où la température du dehors se rapprochera le plus de celle de

l'appartement, et même de modifier le vêtement de manière à atténuer autant que
possible la différence à peu près inévitable
d'un milieu à l'autre. A partir de ce moment,
il conviendra de faire faire tous les jours
aux enfants quand le temps le permettra une
promenade régulière dont la durée ne dé-
passera jamais 2 ou 3 heures, et dont l'unique objet sera de les acclimater à l'air libre.
« Dans les plus mauvais jours, dit Cazeaux, (1) on trouve toujours une heure
favorable : il faut en profiter; seulement, par
le froid et la gelée, la promenade sera plus
courte. Il ne faut pas craindre de troubler
leur sommeil en les faisant sortir, car ils
ne dorment jamais mieux qu'à la promenade. »

Une question relative à ce sujet a été
soulevée il y a deux ans dans la presse
médicale par le rédacteur en chef d'un jour-
nal estimé (2). Faut-il, comme le croit M.
Amédée Latour , condamner l'usage des
petites voitures pour les enfants et exiger
qu'ils soient exclusivement portés sur les
bras à la promenade ? Selon nous, les rai-

(1) Traité théorique et pratique de l'art des accouchements, p. 1000.

(2) Voir Union Médicale, 1873, feuilletons des numéros du
samedi 2 août et samedis suivants.

sons diverses invoquées à l'appui de cette
opinion ne suffisent pas à la justifier, et
nous nous rallions pleinement aux arguments présentés en faveur de la thèse op-
posée par M. Leroy de Méricourt. (1).

Un de ces arguments est relatif à l'attitude du bébé. Les adversaires de l'usage des
petites voitures craignent que leur emploi
« ne soit nuisible au développement des
muscles qui redressent et tiennent redres-
sés la tête, le cou et la colonne vertébrale,
et ne vienne, par suite, retarder l'époque
à laquelle l'enfant pourra se maintenir
dans la situation verticale. » Or, pendant
les 3 premiers mois, il est rare que les enfants soient ailleurs que dans leur berceau,
ou *étendus couchés sur les bras de la personne qui les porte.* On les mettrait à cet
âge dans la petite voiture qu'il n'y aurait
aucun inconvénient, l'attitude étant la même
de part et d'autre. Plus tard et jusqu'au
moment où ils marchent seuls, il pourrait
y avoir un réel désavantage *à trop prolonger*
la position horizontale ; mais on remarquera
qu'il n'est question de l'emploi du petit
véhicule que pendant les instants relativement courts de la promenade quotidienne.

(1) Voir la lettre de cet éminent confrère [Union Médicale, 1873, deuxième semestre, p. 291.]

Enfin, pour ceux qui marchent seuls, on ne s'en sert que pour leur faire franchir promptement la distance quelquefois un peu longue qui sépare le domicile des parents de l'endroit où ils doivent être mis à terre pour prendre leurs ébats.

La manière habituelle de les porter est loin de ne présenter aucun inconvénient. « Elle est extrêmement fatigante pour la personne qui porte, pour peu que l'enfant ait atteint un certain poids et qu'il faille franchir nne grande distance. Si l'on n'a pas la précaution de changer de bras (généralement les femmes portent l'enfant sur le bras gauche), la cuisse du bébé qui est soumise à une pression continue peut en recevoir, à la longue, une courbure vicieuse.... La femme qui porte l'enfant assis n'a pas la marche sûre quand le terrain est glissant, et trop souvent on constate des chûtes dont les conséquences peuvent avoir une grande gravité. » (1)

En particulier, la coutume de se servir presque exclusivement du bras gauche offre un autre désavantage, celui de faire naître ou de favoriser chez le petit enfant le penchant à devenir gaucher. En effet, quand son bras droit n'entoure pas le cou de la per-

(1) Loco citato.

sonne qui le porte pour assurer son propre
équilibre, il (ce bras) éprouve toujours une
certaine gêne à se mouvoir, limité qu'il est
dans ses gestes par la tête, le cou et la poitrine de la mère ou de la bonne. Le bras
gauche au contraire est parfaitement libre
et dispos ; d'où la tendance instinctive à
s'en servir d'une manière à peu près exclu-
sive pour tous les gestes, la préhension des
objets, etc. La main gauche, ainsi exercée
seule, acquiert une certaine habileté que ne
prend pas la droite presque toujours inoc-
cupée, ce qui occasionne et entretient la
maladresse.

Dans les 2 ou 3 premiers mois, les forces
du nouveau-né sont trop précaires, sa char-
pente osseuse est trop peu solide pour pouvoir, sans inconvénients (déplacements, dé-
formations de toutes sortes), se prêter à des
mouvements un peu étendus. Il est donc
sage de s'abstenir de toute intervention hâ-
tive et de laisser les enfants un peu livrés à
eux-mêmes sous ce rapport, {d'autant
plus que, sans le secours de personne, ils
exercent suffisamment leurs membres dans
les limites de leurs propres forces et de la
mobilité particulière aux diverses parties de
leur corps.

C'est ainsi que leur tête, leurs bras et
leurs jambes ne sont pour ainsi dire jamais

en repos, et que, par une gymnastique na-
turelle qui est parfaitement pondérée,
puisque l'activité musculaire spontanée est
seule en jeu, l'éducation de leurs forces se
commence toute seule, sous la seule impul-
sion de l'instinct. Bornons-nous alors à
surveiller ces premiers ébats du nouveau-
né, afin qu'ils n'occasionnent aucun accident. Pour cela, il importe de ne pas tolérer
d'autre attitude que la position horizontale,
dans le berceau ou dans les bras d'une personne prudente, et de laisser libres la tête
et les membres, auxquels il ne faut guère
donner qu'un point d'appui.

Plus tard on pourra essayer d'imprimer
aux petits enfants quelques mouvements en
les tenant dans les bras. Une bonne pratique
consiste à les abandonner d'assez bonne
heure à eux-mêmes sur un large oreiller,
sur une épaisse couverture étendue à terre,
où ils aient la possibilité de se mouvoir sans
danger. Avant que leurs forces ne leur permettent de s'y trainer en se soutenant sur les
genoux et les bras, ils auront toute facilité
pour y remuer leurs membres ; dans la suite,
ils y feront en rampant leurs premiers essais
de marche et pourront en toute sécurité y
apprendre à se dresser sur leurs jambes.

CHAPITRE XV

~~~~

Premiers pas des Enfants

Les enfants commencent leurs premiers pas de douze à quinze mois. L'habitude de leur laisser prendre leurs ébats librement, sur un large coussin ou un épais tapis placés à terre, tend à les rendre plus précoces à cet égard que celle de les tenir emprisonnés dans leurs berceaux ou dans les bras. En dirigeant leurs premiers essais de locomotion, il faut les aider avec une grande réserve, et notamment ne pas les tirer ou les soulever par les mains à cause de la faiblesse de leurs os et de leurs articulations. Que de membres sont cassés, déformés ou démis de cette manière ! (1) Il nous semble encore préférable de les laisser tout seuls chercher à se redresser et à faire quelques pas hésitants en s'appuyant aux meubles que de les soutenir au moyen de lisières, charriots, etc., dont l'intervention nécessairement aveugle

---

(1) Soulever les enfants par une main est une cause fréquente de luxations de l'épaule et surtout du coude.

devient un encouragement à la paresse musculaire, et même prédispose aux attitudes vicieuses. (1)

CHAPITRE XVI

Second vêtement de l'Enfant

On se rappelle ce que nous avons dit au sujet du premier vêtement, qui doit être approprié à la température et assez large pour permettre au bébé de prendre ses ébats, tout en ne comprimant pas son corps délicat (2). Les mêmes raisons qui nous avaient fait, pour le premier âge, préférer la méthode anglaise à l'emmaillottement, nous engagent à conseiller d'habiller les enfants

(1) Nous connaissons une enfant qui, nourrie chez des gens à occupation sédentaire ne leur permettant pas de lui faire prendre de l'exercice, avait passé une grande partie de ses journées dans un de ces charriots carrés, appuyée sur l'un de ses bords, du côté gauche, pour avoir la main droite libre. Le membre inférieur droit, ne servant presque jamais à soutenir le poids du corps, était devenu paresseux, et il a fallu un exercice persévérant et approprié pour faire disparaître cette mauvaise habitude, ainsi que l'inertie musculaire qui en était résultée.

(2) Voir p. 4 et 5.

qui marchent déjà seuls de manière à remplir les mêmes indications générales.

Le choix des étoffes ainsi que la coupe spéciale des vêtements de cet âge peuvent être laissés au goût des parents, sous cette réserve de les engager à se conformer plutôt aux véritables exigences du climat et de la saison qu'aux caprices de la mode (1). Nous recommandons un genre d'habillement très-simple et qui nous semble satisfaire aux conditions requises. Sur la chemise de toile et la camisole, on passe soit une blouse ou vareuse descendant à mi-cuisse, pour les petits garçons, soit une robe ne dépassant guère les genoux, pour les petites filles. Avec cela, *mais seulement si l'enfant doit sortir*, une coiffure appropriée, chapeau ou casquette, capable de préserver la tête d'un soleil trop ardent ou d'un froid trop vif ; des bas en coton et des bottines montant un peu haut, mais à talon très-bas, maintenant

(1) Voici à ce sujet quelques notions d'hygiène : Nature des étoffes : Sous le rapport de la conductibilité pour la chaleur, il faut citer d'abord le lin, puis le coton, puis la soie et enfin la laine. Cette substance est celle qui peut fournir le vêtement le plus capable de protéger le corps contre les variations de température. Elle est même temps la plus hygrométrique. Texture : Les étoffes à mailles larges sont plus chaudes que celles dont le tissu est plus serré. Couleur : Les étoffes blanches sont celles qui possèdent le minimum du pouvoir absorbant et du pouvoir émissif par rapport à la chaleur. Forme des vêtements ; Amples et munis de plusieurs ouvertures, ils entretiennent une certaine fraîcheur. Serrés autour du corps ou superposés, c'est le contraire. Il importe d'éviter les excès en ce sens.

bien le pied sans le gêner.— De plus, il faut
protéger le ventre ainsi que les cuisses ; on
obtient ce résultat par l'emploi de pantalons
en linge ou en étoffe, ou de caleçons de laine,
mieux encore de coton, ou mieux de toile (1).

Dans certaines régions, le Midi, par exemple, on couvre le corps et les membres des enfants d'une avalanche de vêtements de laine,
de crainte du froid. C'est là, selon nous,
une déplorable exagération qui nous semble
surtout pernicieuse pour les petits garçons,
qu'il faudrait au contraire chercher à aguer-
rir de bonne heure contre les vicissitudes
atmosphériques (2).

La plupart des hygiénistes sont d'accord
sur l'utilité qu'il y a à ne point trop couvrir
les enfants. Nous citerons M. Riant (3) et
Michel Lévy (4) à qui nous laisserons la
parole : « On abuse aujourd'hui de la flanelle pour les enfants à titre de prophylac-
tique contre les rhumes et toute autre

(1) Les pantalons et caleçons d'enfants sont tous fendus
entre les cuisses. Cette disposition fait souvent naître des
irritations superficielles des organes sexuels, exposés ainsi
à des frottements désavantageux à plus d'un titre. Il faut
faire en sorte d'éviter la défectuosité qui vient d'être signalée.

(2) La meilleure preuve des avantages qu'il y a, au point de
vue de la santé, à ne point trop vêtir les enfants, est la superbe
apparence des bébés habillés « à l'anglaise », le cou et les
jambes nus en toute saison, tels qu'on en voit beaucoup à
Paris dans les jardins publics.

(3) A. Riant : Leçons d'hygiène d'après le programme des
lycées, p. 189

(4) Michel Lévy : Traité d'hygiène, t. II, p. 248.

incommodité ; c'est trop les garantir contre les impressions variées de l'atmosphère, qui, dans certaines limites, exercent utilement leur caloricité : pour peu qu'ils soient faibles ou lymphathiques, ce vêtement entretient leur peau dans un état continuel de moiteur, et leur est, au moindre exercice, une cause de sueur, et par suite d'affaiblissement. La flanelle fait des enfants délicats, chétifs, mous, indolents ; elle les amène à la malpropreté par l'imprégnation des émanations cutanées.... »

Les mêmes raisons qui nous ont fait proscrire le *maillot*, nous font condamner les petits corsets qu'on met aux enfants, quel que soit le prétexte qu'on invoque pour en expliquer l'emploi.

CHAPITRE XVII

—◦◦◦—

Croûtes de lait, gourmes, etc.

Un certain nombre d'enfants sont sujets à diverses petites affections de la peau pour lesquelles les mères et les nourrices n'ont généralement pas coutume de consulter le

médecin. Tantôt ce sont des irritations superficielles caractérisées par de la rougeur,
du suintement, des démangeaisons, siégeant
dans différents points du corps souvent en
contact avec la salive, la sueur, l'urine, etc.,
qui peuvent séjourner au fond des plis plus
ou moins profonds de la peau. Ces endroits
sont les sillons situés derrière les oreilles,
les replis du cou et de la nuque chez les
enfants très gras, le sillon qui sépare les
fesses, les plis de la cuisse, du jarret, etc...
Pour prévenir ces accidents légers, il faut
tenir la main à ce que ces diverses parties
soient toujours tenues dans un grand état
de propreté. Pour les guérir, il convient
d'appliquer quelques cataplasmes de fécule
sur les croûtes qui ont pu se produire et dans
le but de les faire tomber ; de laver ensuite
très légèrement les endroits où elles siè-
geaient avec de la décoction de guimauve
tiède, puis de les saupoudrer plusieurs fois
par jour au moyen de substances pulvérulentes (amidon, fécule, poudre de riz, de lyco-
pode, etc.). Il est quelquefois avantageux
de les badigeonner légèrement d'huile d'a-
mandes douces avec un pinceau très fin. Mais
il est surtout indispensable d'éviter de *frotter*
les points irrités sous prétexte de les nettoyer
et *d'empêcher à tout prix les enfants de se
gratter.*

Les mêmes remèdes, sauf peut-être les substances pulvérulentes qui semblent dans ce cas être moins efficaces, s'emploient pour traiter ces éruptions de boutons confluents donnant lieu parfois à des croûtes très volumineuses qui couvrent souvent une partie du visage et de la tête des nourrissons, principalement au moment de la sortie des dents. Dans certains cas et en dehors de la dentition, ces *croûtes de lait* ou *gourmes* paraissent liées à une alimentation momentanément intempestive. Alors, en modifiant un peu la nourriture comme qualité ou comme quantité, tout disparaît.

Nous ne saurions nous élever avec trop d'énergie contre la détestable pratique de chercher à agir sur la peau ou sur les intestins des enfants, pour les débarrasser de ces légères incommodités. Leur donner un purgatif ou noyer leurs voies digestives dans un déluge de boissons dites « rafraîchissantes » pour faire disparaître un bobo dont la guérison, souvent spontanée, n'exige que quelques soins locaux élémentaires et un peu de vigilance par rapport au grattage, c'est instituer un remède moins que sûr et en tout cas pire que le mal, à cause de la susceptibilité des organes à cet âge. Que dirons-nous de la coutume, à notre avis, stupide, mais si générale dans certaines contrées, surtout dans le midi de la France, et qui consiste à mettre au bras des enfants des mouches de Milan, vésicatoires, etc., « pour tirer l'humeur » (1) ?

Quelquefois on trouve sur le cuir chevelu des croûtes très épaisses qu'on ne peut rattacher à aucune indisposition actuelle ni à aucun « vice du sang » et qui tiennent tantôt à de simples accumulations de crassse, tantôt à la présence de poux. En se débarrassant de ces parasites et de leurs œufs, et en entretenant la propreté de la tête après cette exécution, on parviendra à la rendre très nette. D'ailleurs, il est souvent bien difficile de vaincre le préjugé qui concerne la conservation volontaire de ces croûtes. Au lieu de se féliciter de leur apparition ou de les respecter en n'y touchant pas, comme le conseillent les bonnes femmes, il est utile de les enlever en lavant la tête des enfants à l'eau tiède, et, si cela ne suffit pas, en se

---

(1) On entend encore souvent préconiser dans le même but, c'est-à-dire en guise d'exutoire « pour tirer l'humeur » chez les petits enfants, l'application de boucles d'oreilles. Cette insignifiante opération, à laquelle l'entêtement de la mode féminine sert seul d'excuse — si tant est qu'il puisse y avoir une excuse à cette inutile, niaise et quelque peu barbare coutume — n'a et ne peut avoir aucune action curative, et par suite aucune efficacité dans ce sens. Bien au contraire, il arrive parfois que l'espèce de petit séton ainsi constitué devient le point de départ de toutes espèces de bobos (croûtes, indurations et abcès du lobule de l'oreille, érysipèles, etc.).

servant d'une brosse douce. Cette opération est du reste singulièrement facilitée si l'on a eu la précaution, la veille au soir, de graisser la tête avec un corps gras (1).

CHAPITRE XVIII

~~~oᎭᏀᎧ~~~

Soins de propreté. — Bains,

Non seulement il est indispensable de nettoyer avec soin, et aussitôt qu'on s'en aperçoit, les souillures diverses provenant des différentes déjections des enfants (vomissements, bavage, urine, matières fécales, etc.) et de les changer de vêtements, mais il est de la plus grande importance de les laver fréquemment à l'eau tiède afin d'entretenir la peau dans un suffisant état de netteté, et de ne pas s'y laisser former cette espèce d'enduit imperméable auquel donnent naissance la transpiration et les déchets prove-

(1) C'est à dessein que nous omettons de parler des indispositions et maladies diverses auxquelles les enfants sont exposés, à l'exception de quelques-unes qui sont en rapport avec leur développement même. Le seul conseil que nous ayons à donner à cet égard est d'appeler un médecin aussitôt qu'ils sont malades. Quelquefois on y gagnera de voir enrayer dès son début telle affection aiguë qui allait apparaître.

nant du renouvellement incessant de l'épiderme au contact des vêtements. Pour être moins apparentes que celles de l'appareil respiratoire ou de l'appareil digestif, les fonctions spéciales de la peau n'en existent pas moins et méritent d'attirer l'attention des personnes qui élèvent des enfants. On en favorise le parfait accomplissement par une grande exactitude dans les soins de propreté.

Dans quelques pays, on lave les enfants à l'eau froide dès les premiers mois, en prenant, bien entendu, les précautions nécessaires pour prévenir tout accident. Peut-être dans nos climats est-il plus prudent d'attendre pour le faire l'âge d'un an et demi à deux ans, d'autant plus que c'est là une opération exigeant une certaine dextérité et que l'immense majorité des mères et des nourrices y mettraient le plus mauvais vouloir — à cause des préjugés régnants — ou une grande maladresse, pouvant entraîner des refroidissements.

L'usage des bains tièdes (de 25 à 30°) est une excellente pratique. Ils peuvent généralement être donnés tous les deux jours, à la condition qu'ils ne dureront qu'une dizaine de minutes. Il est quelquefois utile de leur substituer des lotions quotidiennes à grande eau et sur tout le corps.

Du reste, affusions et bains s'emploient
très-bien concurremment.

CHAPITRE XIX

— ❦ —

Vaccination

Il est une opération *nécessaire* dont
l'usage, aujourd'hui presque universel,
le deviendra sans doute tout à fait quand on
aura trouvé un moyen applicable de le rendre obligatoire, et qui se pratique généralement pendant la première année : nous
voulons parler de la vaccination.

A ce propos, nous conseillerons aux mères
et aux nourrices de se garder de toute né-
gligence. Bien faite, la vaccination est un
préservatif des plus sûrs contre la petite
vérole. Il convient de confier le soin de cette
opération, absolument insignifiante et souvent sans douleur pour l'enfant, au médecin
de la famille, et, faute de docteur, à une
sage-femme attentive. Il n'y a pas à s'en
occuper avant l'âge de trois mois au moins.
L'époque de l'année ne signifie à peu près
rien. La vaccine ne peut transmettre aucune

maladie quand l'opération est bien faite. L'opération est des plus simples et des plus promptes. Avec un peu d'habileté manuelle, on peut arriver à la pratiquer sans que les enfants paraissent s'apercevoir de la piqûre qu'on leur fait et sans amener une seule goutte de sang, circonstance propre à rassurer les personnes qui croient possible la transmission, par l'intermédiaire du sang, de certaines maladies constitutionnelles. — Le meilleur vaccin est celui pris sur le bras d'un enfant préalablement inoculé, que les médecins et les sages-femmes choisissent autant que possible bien portant et vigoureux. — Les suites de l'opération et l'éruption locale qui en est le résultat indispensable n'ont pas besoin d'être soignées ; tout au plus est-il besoin d'éviter les frottements et le grattage, ainsi que de prendre quelques précautions aux deux époques où un peu de fièvre se montre communément : quand se constituent les boutons, et quand leur contenu devient blanchâtre, du quatrième au huitième jour pour la première période, du dixième au quinzième pour la deuxième. L'opération par laquelle on emprunte du vaccin au bras d'un enfant pour en vacciner un autre est encore plus inoffensive que la piqûre au moyen de laquelle s'effectue la vaccination. Elle peut même être envisa-

gée comme avantageuse, car elle a pour
effet de dégorger des boutens souvent un
peu douloureux à cause de leur distension.

CHAPITRE XX

~eço~..

Hygiène des Sens

Il n'est point superflu de chercher, dès
le premier âge, à imprimer au jeu des divers
sens une direction conforme aux règles de
l'hygiène, c'est à dire susceptible de les
préparer à acquérir progressivement leur
mode normal d'activité.

Sans entrer ici dans des considérations
générales sur l'hygiène des sens, il convient
de formuler quelques préceptes applicables
à l'éducation de chacun d'entr'eux.

Tact. — Le tact, ou sens de toucher, a
pour siége la peau, et en particulier l'épiderme. Tout le monde sait que les mains
sont les parties du corps où ce sens s'exerce
de la manière la plus parfaite. — Préserver
la peau et notamment l'épiderme de toute
lésion, de toute altération, — l'entretenir
surtout dans un bon état de propreté, —

voilà le moyen de contribuer à lui conserver ses aptitudes tactiles. Pour les cultiver et les accroître, il faut de plus leur donner un exercice convenable. On se rappellera que « la culture et l'habitude donnent au toucher une délicatesse et une sagacité bien remarquables, notamment chez les aveugles-nés qui lisent couramment avec les doigts : l'impression du relief des lettres les dispense de les voir. (1) » Ajoutons, pour prévenir de nuisibles exagérations, que « s'il faut éviter l'excès de chaleur rayonnante qui combure la peau et l'excès du froid qui la congèle, il est nécessaire toutefois de l'habituer aux vicissitudes de température et d'hygrométrie (2). »

Gôut. — Ce sens a pour organe la bouche, avec toutes ses parties constitutives (langue, palais, lèvres, joues, voiles du palais et glandes salivaires). Pour conserver à la cavité buccale ses facultés gustatives, il faut veiller à l'intégrité *organique* et *fonctionnelle* de ses divers éléments, en d'autres termes, éviter leurs lésions (brûlures, inflammations, etc.) et leurs maladies (par exemple, perte de la sensibilité du goût par l'abus des irritants , alcooli-

(1) Michel Lévy, Traité d'hygiène, t. II, page 271.

(2) Ibidem, page 272.

ques, *épices*, etc.) — L'éducation du sens
du goût qui, comme chacun sait, est susceptible d'acquérir une très grande finesse
(exemple : les dégustateurs jurés des vins)
a, pour première condition, l'intégrité des organes de la gustation, et, pour méthode, leur
exercice régulier et *attentif*, ce qui implique
la conservation volontaire dans la bouche,
pendant quelques instants, des substances
que l'on serait tenté d'avaler tout de suite.
L'écueil à éviter est le développement de
la sensualité (gourmandise). D'autre part,
le goût étant, dans l'espèce humaine ,
un guide moins sûr que chez les animaux,
qu'il conduit infailliblement à l'alimentation
la mieux appropriée à leurs vrais besoins,
il ne faut pas, surtout pour les enfants, s'en
rapporter d'une manière absolue aux sug-
gestions instinctives , souvent sans fondement, de leurs impressions gustatives,
ni se faire l'esclave de leurs caprices, par
rapport aux aliments.

ODORAT. — Ce sens a pour instrument
le nez, ou, d'une manière plus précise, les
cavités intérieures dont l'orifice externe
s'ouvre dans les fosses nasales, lesquelles
communiquent encore avec l'arrière-bouche. Par l'une et par l'autre de ces voies
passent les courants d'air chargés des diverses émanations odorantes dont le con-

tact, sur la membrane muqueuse qui tapisse l'appareil olfactif, détermine la sensation de l'odorat. Des considérations très analogues à celles ci-dessus formulées à propos du sens du goût, s'appliquent à l'odorat. Il importe, pour le conserver dans sa plénitude, d'éviter tout ce qui peut modifier l'état normal des parties qui concourent à l'accomplisement de cette fonction (lésions des fosses nasales, coryzas ou rhumes de cerveau fréquents, abus des substances odorantes, des parfums âcres ou irritants, séjour prolongé dans des lieux enfumés, etc.) — L'exercice attentif du sens de l'odorat est également susceptible de le perfectionner, comme celui du goût dont les impressions contrôlent et complètent les siennes propres.

OUIE. — Ce sens a pour organe l'oreille, et par là nous entendons non pas seulement l'oreille externe, mais encore les cavités qui lui font suite jusque dans l'épaisseur du crâne. L'intégrité de ces diverses parties est indispensable à leur parfait fonctionnement qu'entravent au contraire les diverses lésions ou maladies (otites, otorrhées, etc.) de l'appareil auditif. Ainsi c'est une mauvaise habitude de trop serrer la coiffure des petits enfants (bonnets, serre-têtes, chapeaux à

brides, etc.), en tant qu'on arrive ainsi à
comprimer et à aplatir le pavillon de
l'oreille, d'où peut résulter à la longue
le rétrécissement du méat. Les obstacles
accidentels à l'exercice de l'ouïe sont l'accu-
mulation du cérumen et la présence de
corps étrangers, auxquels on remédie par
l'extraction (soit au moyen de cure-oreilles,
ou de petites pinces prudemment maniées,
soit au moyen d'injections tièdes, émollientes
ou huileuses). En outre, certaines modifications dans les qualités de l'air extérieur, les
courants d'air, les brusques variations dans
la température, etc., nuisent à l'audition en
occasionnant des écoulements, des névral-
gies de l'oreille. Nous en dirons autant de
l'excessive intensité des impressions acous-
tiques, des bruits que le vulgaire qualifie
d'*assourdissants*, et dont il importe surtout
de préserver les facultés auditives si délicates
des petits enfants. Ajoutons encore que
l'exercice sagement réglé de ce sens peut en
développer beaucoup la fidélité et la délicatesse.

VUE. -- L'organe de la vision est l'œil,
dont les rayons lumineux viennent impres-
sionner les diverses parties. Il faut, pour
que ce sens s'exerce normalement, que ces
parties ne soient le siège d'aucune lésion,
d'aucune maladie. Parmi ces dernières, celle

qui atteint le plus fréquemment les petits
enfants est l'ophtalmie, avec ses diverses
formes. Négliger d'y apporter des soins
prompts et assidus, c'est compromettre
presque à plaisir la transparence de l'œil
(taches diverses, érosions de la cornée) et la
délicatesse d'impressions de cet organe. Il
importe, au contraire, de ne point attendre
pour consulter le médecin, et de fuir surtout les inventions saugrenues souvent bien
funestes, dites « *remèdes de bonnes femmes.* ». Pour ménager la sensibilité des yeux,
si grande chez les bébés, il est bon de les
coucher à l'abri des lumières, de donner en
tout temps à leur vue des intervalles de
repos sagement réglés (1), de les habituer à
regarder attentivement des objets de volu-
mes différents et situés à des distances
variées (2); et de graduer pour eux la transi-
tion de l'obscurité à la lumière.

Enfin, pour entretenir la vigueur des
yeux, et en particulier pour tonifier les
paupières qu'il importe de toujours préserver du contact prolongé des poussières et

(1) C'est là une des raisons de l'utilité du sommeil de
jour chez les petits enfants.

(2) Le séjour à la campagne exerce une influence favorable sur la portée de la vision chez les bébés, qui prennent ainsi l'habitude de fixer leurs regards sur des objets
éloignés. On peut dire que l'étendue des horizons tend,
dans ce cas, à prévenir ou à entraver, dans une certaine
mesure, le développement de la myopie.

corps étrangers, il est bon de lotionner doucement les globes oculaires à l'eau fraîche, au moyen d'une éponge fine, au moins une fois par jour, de préférence le matin au réveil.

Ajoutons de plus que, pour ce sens comme pour tous les autres, l'exercice est susceptible d'en accroître singulièrement la justesse, la sagacité et la pénétration. On peut dire qu'il est de tous celui dont les attributions sont les plus étendues, et dont les indications servent le plus directement les facultés intellectuelles (idées de forme, de couleur, d'étendue, de distance, etc., qui sont le point de départ de presque toutes nos connaissances dans le domaine du monde extérieur).

D'ailleurs, les sens doivent se prêter un mutuel concours, et leurs opérations se contrôler réciproquement. Instinctivement, l'adulte se livre souvent, à son insu, à ces vérifications qui ne sont pas sans utilité. Il conviendrait d'y exercer de bonne heure les petits enfants, qui y gagneraient inévitablement une plus grande justesse d'appréciation par rapport aux qualités des objets extérieurs, et par suite des habitudes de jugement plus droit.

Il resterait à envisager la question de la parole. -- L'émission des sons de la voix a pour instrument la gorge *(larynx)* à travers laquelle le jeu de la respiration fait passer incessamment, dans des conditions particulières de pression etc., l'air nécessaire à l'accomplissement de cet acte complexe. Il ressort de là que l'intégrité matérielle et fonctionnelle du larynx ainsi que des organes contigus (poumons, bronches, trachée, arrière-bouche, bouche et fosses nasales) est une condition essentielle d'une émission satisfaisante de la voix. Toutes les lésions, toutes les maladies, (convulsions, rhumes, etc.,) tous les excès (cris exagérés, etc.) qui intéresseront, de près ou de loin, ces organes ou leurs fonctions pourront avoir une fâcheuse influence sur la « phonation. » On voit donc qu'il y a maintes précautions à prendre à ce sujet.

Quant à la *parole* proprement dite, chacun sait qu'elle n'est qu'un résultat de l'éducation, et qu'elle s'acquiert par la seule vertu de l'imitation. Les enfants commencent à parler de 15 mois à 2 ans. Il faut s'appliquer, en commençant surtout, à ne leur donner à prononcer que des sons très simples, des mots courts et faciles. Mais aussi nous voudrions qu'on insistât pour obtenir

un parler distinct, et surtout qu'on n'estro-
piât jamais les mots sous prétexte d'en
faciliter la prononciation. Il nous semble,
en effet, hors de contestation qu'il vaut
mieux chercher à faire prononcer aux
enfants les mots tels qu'ils sont — tout en
allant du simple au composé — que de leur
parler une langue bizarre, toute particulière,
qu'ils auront ensuite à désapprendre.

Nous terminerons ces brèves réflexions en
recommandant sur ce chapitre la patience
aux personnes qui élèvent les bébés. Exercer
sagement leur voix, s'appliquer à leur faire
émettre des sons nettement articulés et
prononcer distinctement des mots usuels,
formant des phrases simples, mais correctes
et ayant un sens, c'est selon nous se mettre
autant qu'il est possible à l'abri des vices de
prononciation qui pourraient se manifester
plus tard.

CHAPIRE XXI

~~ల౨౨౦~~

Généralités sur le sexe, le tempérament, la constitution, le caractère et l'intelligence des enfants

Nous n'avons à formuler pour la première enfance aucun précepte d'éducation spécial aux sexes, aux tempéraments, aux caractères. Les sexes n'ont en effet à cet âge aucune autre différence que celle de la conformation de leurs organes. Quant aux tempéraments, aux caractères, aux facultés intellectuelles etc., des enfants, tout ce qu'on entend dire aux parents est dénué de toute espèce de fondement. Longtemps encore après le sevrage, et à plus forte raison dans les premiers mois qui suivent la naissance, les bébés n'ont et ne peuvent avoir que de *l'instinct*, ainsi que des dispositions héréditaires ou innées jusque-là ignorées. Or, l'instinct n'est à proprement parler que le premier et principal élément de l'intelligence et du caractère, — de même que dans l'ordre physique, les tendances héréditaires ou innées, qui sont encore à l'état de simple virtualité mystérieuse à cette première période de la vie, ne constituent que le genre primordial du tempérament et de la constitution.

CONCLUSION : Suivre les règles de l'hygiène pour préparer de bons tempéraments, de fortes constitutions aux enfants en bas âge ; agir conformément aux lois de la raison et du bon sens dans la direction de leurs instincts pour développer chez eux les germes · d'un louable caractère (1) et d'une saine intelligence — telle est la règle générale de conduite à suivre dans l'éducation des bébés , considérée au point de vue *positif*.

(1) Ceci implique la condamnation absolue de la faiblesse des parents qui cèdent aux caprices de leurs enfants, quels qu'en soient les mobiles. C'est ainsi, nous en sommes pleinement convaincu, que les bébés apprennent à devenir volontaires et méchants. Il importe au contraire de s'efforcer aussitôt que possible, à développer chez eux les qualités du cœur, la bonté et la générosité, et à faire naître l'amour de la vérité et l'horreur du mensonge.

TABLE DES MATIÈRES

170

www.ingramcontent.com/pod-product-compliance
Lightning Source LLC
Chambersburg PA
CBHW060626200326
41521CB00007B/916